家庭康复护理常识

中国残疾人康复协会◎编

郑红云　杨淞然　孙　薇◎编著

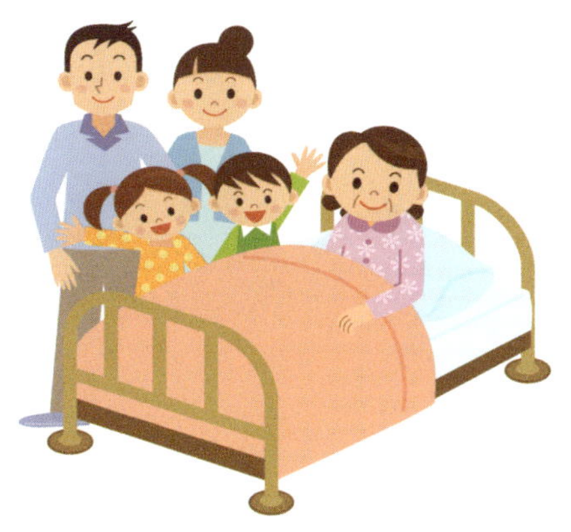

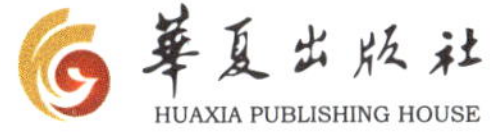

编委会名单

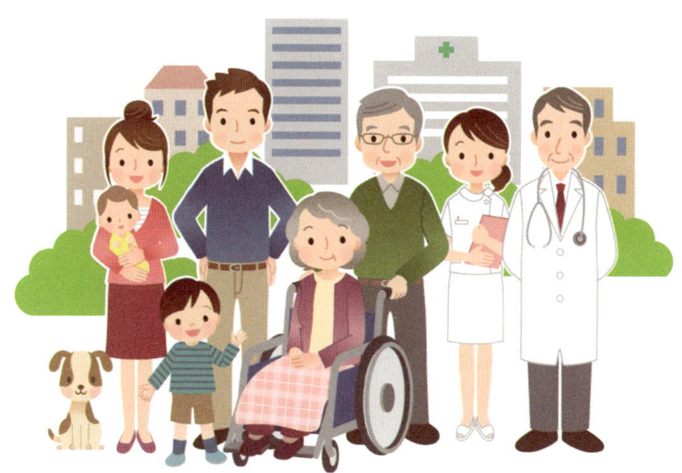

目录

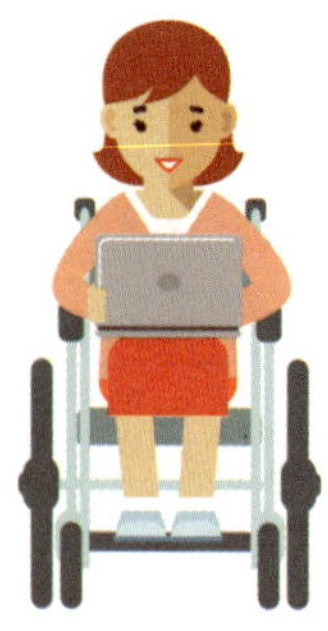

偏瘫患者、脑瘫儿童、自闭症儿童、老年人、慢性病人和长期卧床病人。

在社区卫生专业人员的指导下，相信您和您的家人完全可以掌握简单的居家护理知识和技巧，帮助您应对日常生活中可能遇到的健康问题。

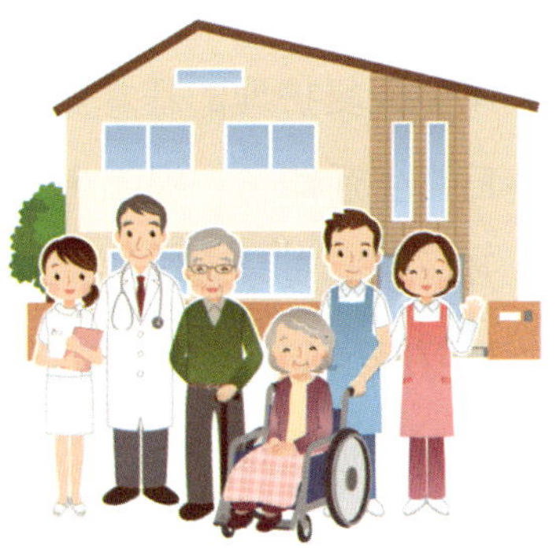

引 言

所谓全面护理，除了预防、保健和临床护理外，还包括康复护理。

近年来，随着康复医学的不断发展，康复护理日益得到重视。伤病患者、老年人及残疾人仅仅依靠医院或康复机构，往往得不到长期的康复治疗和护理，他们中的绝大部分都需要继续在其所熟悉的社区和家庭生活中进行康复。因此，指导患者以及他们的家人，根据各自不同的病情和功能状况，有针对性地掌握康复护理知识和方法，对于减轻病痛之苦、预防并发症、提高生活质量都十分重要。

家庭康复护理的基本要点是：学习自我护理方法，提高日常生活能力；提高患者的安全意识和自我保护能力；开展家庭康复训练；学会观察和处理常见的护理问题，如呼吸道问题、排尿问题、排便问题、压疮预防等简单的自我护理技术。这本小册子重点介绍了以下几种人群的家庭康复护理内容和方法：截瘫患者、截肢者、

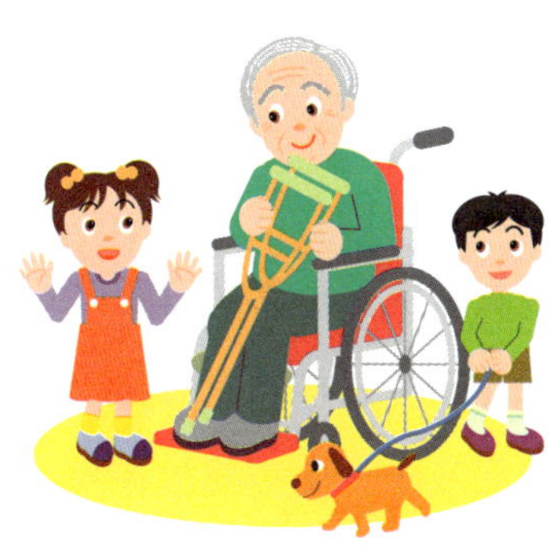

二、截肢患者的康复护理常识

三、偏瘫患者的家庭护理常识

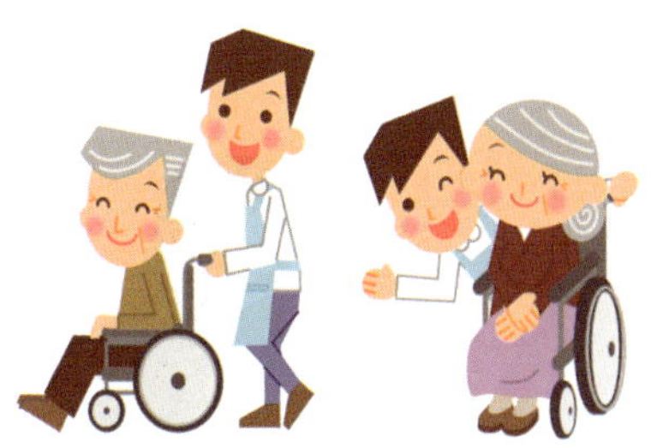

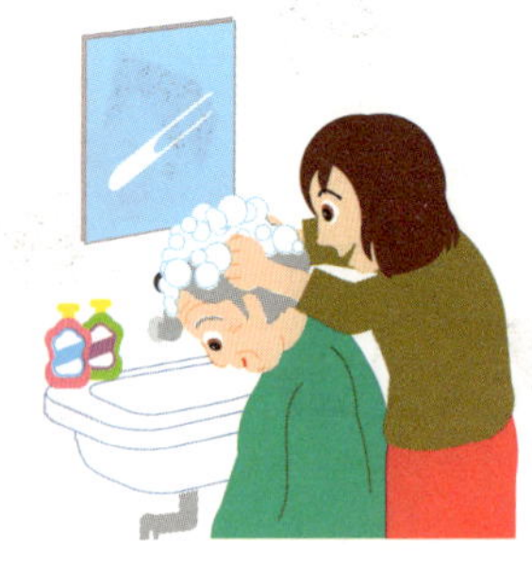

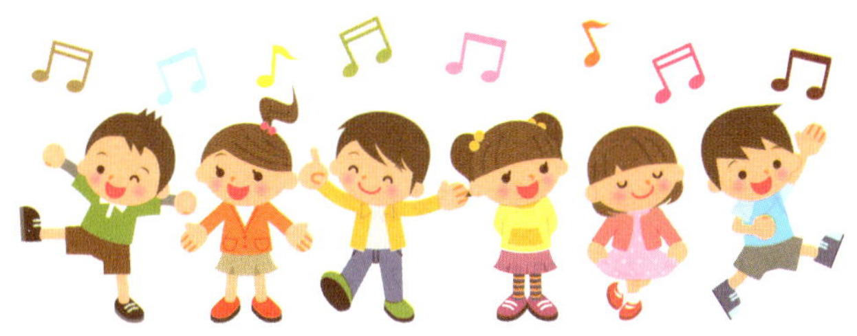

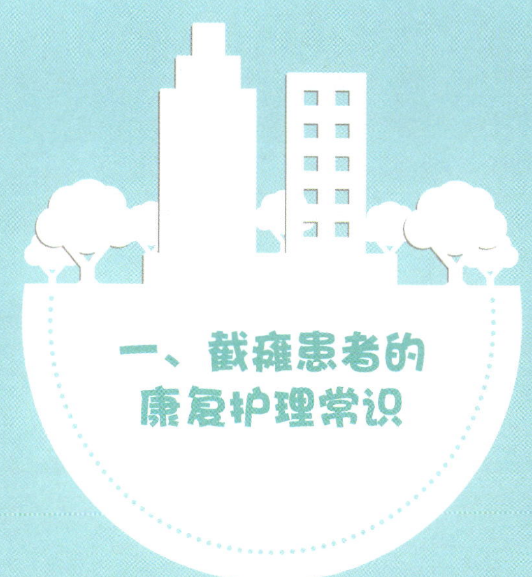

一、截瘫患者的康复护理常识

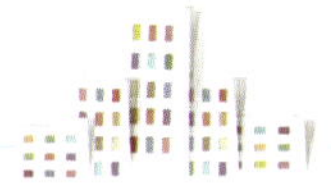

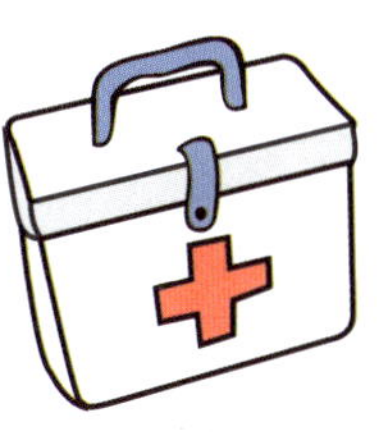

脊髓损伤可造成不同程度的截瘫，目前医学尚无特效的方法完全治愈脊髓损伤，患者不会全面恢复，而是会残留不同程度的功能障碍。患者和家属应该一起积极地面对损伤造成的事实，通过康复治疗、功能训练和康复护理，使患者尽可能达到生活自理、自立。

1. 引起患者瘫痪的伤病因素有哪些?

通常情况下，引起脑和脊柱脊髓结构、功能损害的外伤或疾病，均可导致患者出现不同程度的瘫痪。脑损害可以是脑外伤所致，也可以由脑卒中引起，患者表现为偏瘫。颈部脊柱脊髓损伤的患者，表现为损伤水平以下部位瘫痪，我们称之为四肢瘫。胸部脊柱脊髓损伤的患者，表现为躯干及以下部位瘫痪，我们称之为截瘫。

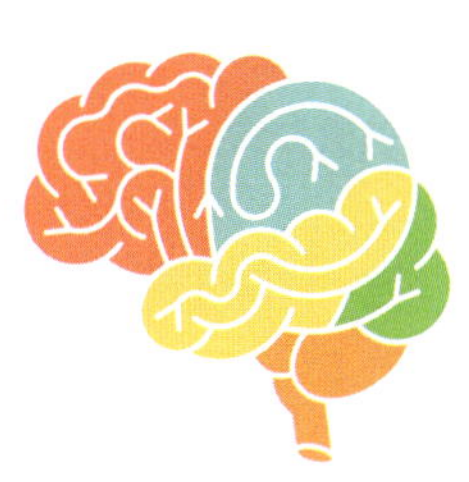

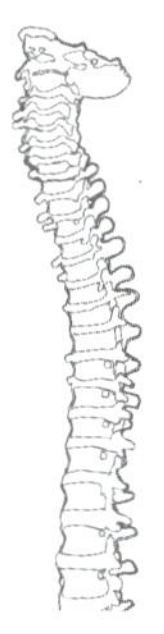

2. 脊柱脊髓损伤造成患者瘫痪后，容易发生的并发症有哪些?

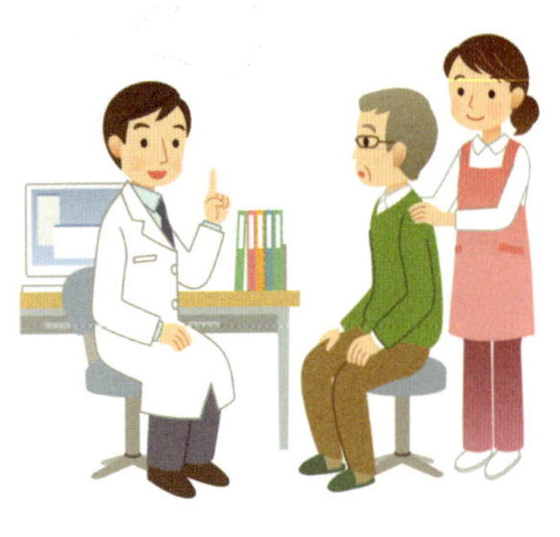

脊髓损伤后的患者表现为肢体感觉和运动功能不同程度的丧失，这种损害目前的医学技术尚不能治愈，而且患者在不同时期可能会陆续、反复出现泌尿系统感染、压疮、肺部感染、便秘、肢体痉挛、体位性低血压、深静脉血栓、关节挛缩、截瘫神经疼、异位骨化、植物神经过反射等并发症。但是，这些并发症是可以通过良好的护理措施加以预防的。因此，患者及其家属有必要了解并发症发生的原因或诱因，给予积极的预防。

3. 截瘫患者的康复护理内容有哪些?

截瘫患者康复护理的基本内容，包括患者日常生活中每天必须反复进行的最基本的活动，如：维持呼吸、控制体温、吞咽进食、排便排尿、睡眠和休息、维持皮肤完整、

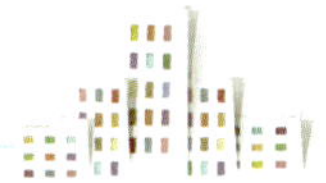

个人卫生和形象修饰、交流等活动，也包括皮肤护理、排泄功能训练、体位的保持和身体的转移、并发症的预防、各种支具的使用等。

康复教育是康复护理的重要内容。脊髓损伤造成的瘫痪将长期影响患者今后的生活，但是患者是不可能一辈子都住在医院的，因此，住院期间，护士在护理患者的同时，要教育和指导患者学习上述内容的自我护理方法，提高独立自理能力，以达到回归家庭和社会的康复目标。

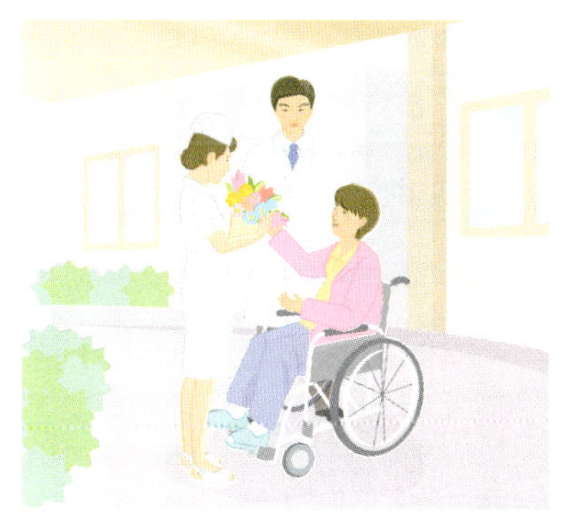

4. 如何转运颈椎损伤造成四肢瘫痪的患者?

四肢瘫患者的安全转运需要 3 ～ 4 位人员完成。移动搬运前，要向患者说明转运操作的步骤，以及需要患者做哪些配合，消除患者的紧张和不安。操作步骤如下：

（1）床与平车两物体头尾相接，之间夹角≥ 90°；搬运人员三至四人，取下胸前及前臂的硬质物品（如手表、怀表、钢笔、胸卡、戒指）。

（2）一人位于患者头前，用双前臂固定于患者头颈两侧，保持颈部稳定，双手托扶患者双肩部。

（3）其他几人站于患者同侧，将患者双臂放置于胸前，搬运人员要与患者进行目光交流，使患者感到安全，同时注意观察患者面色、表情。

（4）搬运人员同时将前臂轻轻伸入患者身体下方，手必须伸过患者身体的中线，准备就绪后，在一个人的指挥下一致行动。

（5）抬起患者时，保持患者的身体各部位在同一水平，在两个载人物体之间的同一侧，顺着弧形路线，将患者移至另一载人物体上，平稳放下。

（6）如患者需要制动情况下的搬运，也可以只将患者原地抬起，另由其他人员将两个载人物体迅速调换，然后将患者平稳放下。

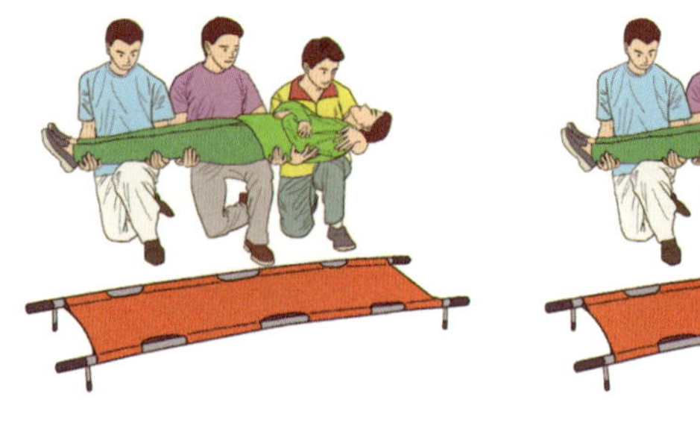
三人搬运

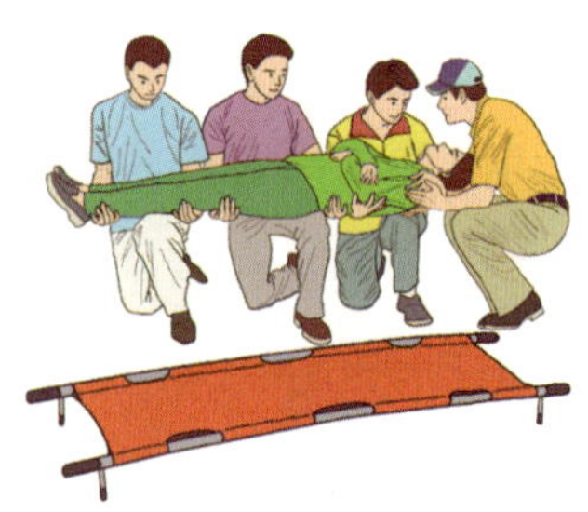
四人搬运

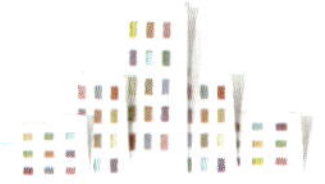

5. 如何协助和指导患者佩戴支具来保持脊柱稳定?

（1）颈托的佩戴

颈椎损伤患者伤后需要佩戴颈托矫正不良体位，使颈椎保持制动和稳定状态。颈托要由专业人员依据患者年龄、体重，选择合适的尺寸。佩戴时，先将后片上缘靠近枕骨，下缘靠近双肩，前片边缘压在后片之上，下颌完全放入颈托前片的下凹槽内，下颌的宽度应较合适地与前片弧度相贴合。颈托佩戴期间应注意安全，翻身、起立、转身动作都要缓慢，避免颈部过度扭动，防止跌倒和摔伤。避免提重物导致肩部负重。佩戴和摘除颈托最好在卧位下进行。对于喉结较大、凸起的患者，可以在颈托前片喉结位置垫一块纱布，防止皮肤压伤。

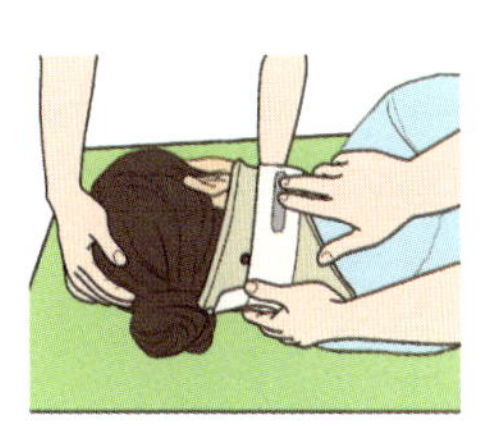

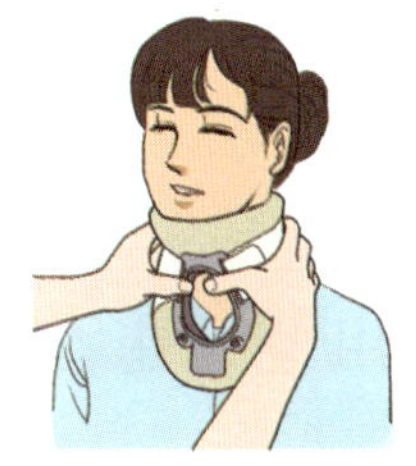

佩戴颈托的步骤

（2）腰围的佩戴

胸腰椎损伤的患者，可以通过佩戴腰围矫正不良体位，使腰椎保持制动和稳定状态。腰围要依据患者体重来选择合适的尺寸。腰围不要直接贴在皮肤上，佩戴腰围时，要先穿一件棉制内衣，以减少腰围对皮肤的直接刺激。佩戴腰围前，要仔细看清腰围的内外、上下，正确穿戴。保持腰围上缘位于肋骨下缘，下缘位于臀裂处。佩戴腰围期间，应避免弯腰捡拾重物，而以蹲下的方式拾取物品。避免双肩负重，避免跌倒、摔伤。佩戴腰围要松紧适度，避免皮肤过度压迫造成破损。

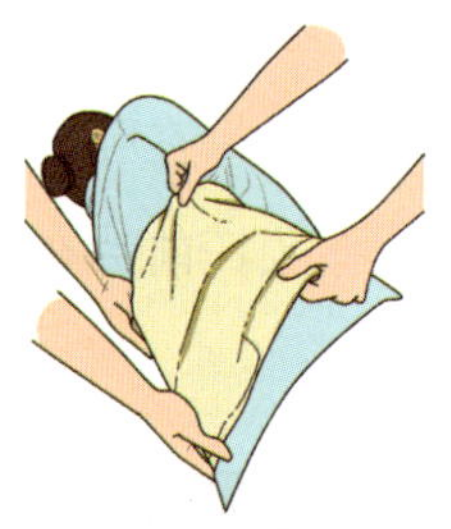
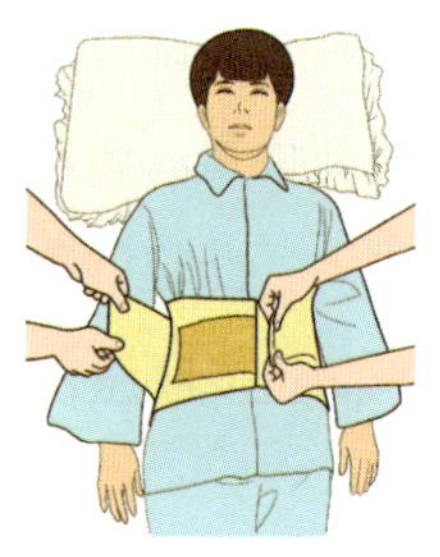

佩戴腰围的步骤

6. 如何协助卧床患者翻身?

脊髓损伤后，脊柱的功能呈不稳定状态，这类患者正确的翻身方法是轴向翻身，即保持头、肩、腰成一轴线，以防脊柱扭曲而加重损伤。操作者在协助患者翻身前，需取下佩戴的手表、胸卡等硬物，避免划伤患者。

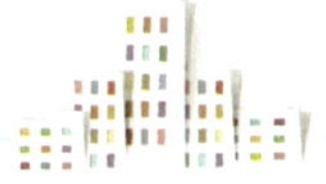

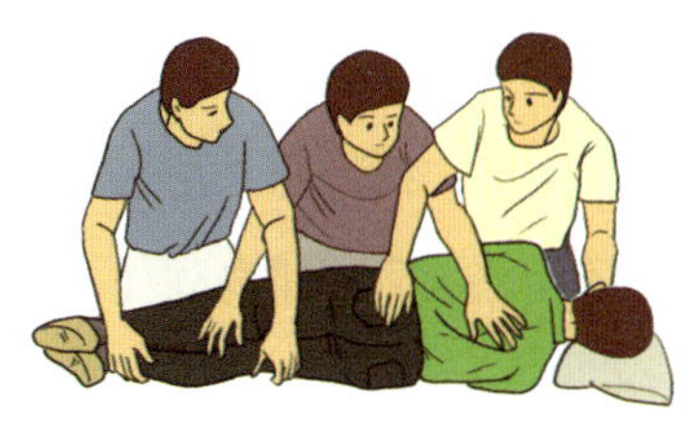

截瘫患者三人轴向翻身

（1）平卧位→侧卧位单人翻身法（适用于体重较轻的患者）

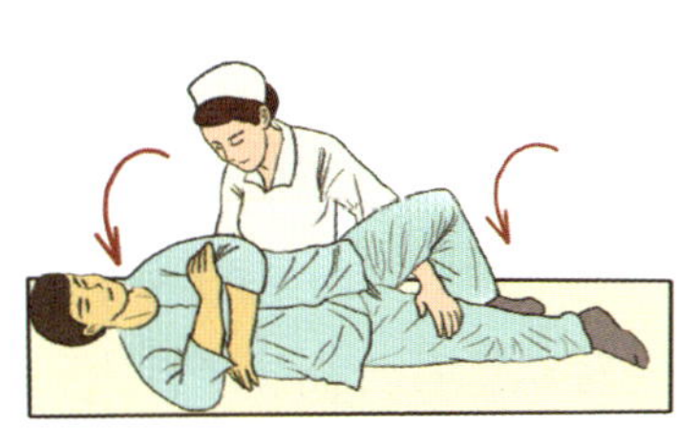

Ⅰ

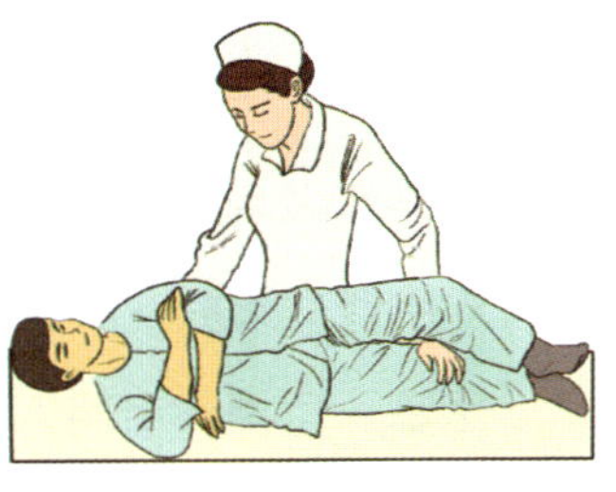

Ⅱ

①操作者站在患者要转向的背侧，对侧拉上床挡。

②将一只手臂轻轻从患者一侧肩下伸入至对侧，另一只手臂从患者一侧臀部下方伸入至对侧，用力将患者从床中间移向近侧，协助患者对侧手臂外展，与身体呈 45° 角，近侧手臂放在胸前。

③操作者双手掌心向下，一只手臂插入患者肩下，另一只手臂从患者近侧大腿下穿过，手搭在对侧大腿上，两

手臂同时用力将患者身体翻转为侧卧位。

④协助患者整理衣服，保持舒适卧位。

（2）平卧位→侧卧位双人翻身法（适用于术后和体重较重的患者）

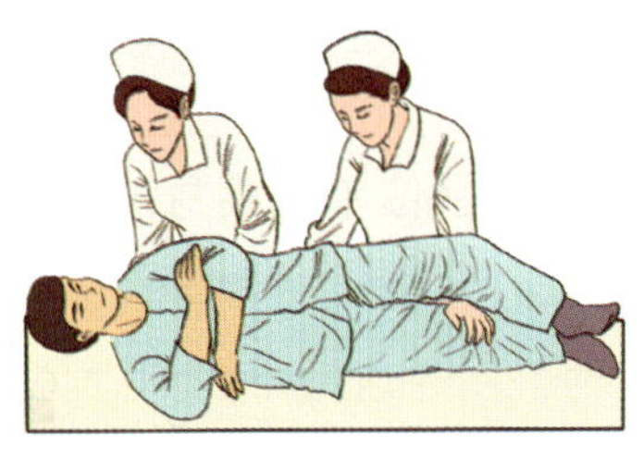

①操作者均站在患者要转向的背侧，对侧拉上床挡，患者双手臂交叉放在胸腹部。

②第一位操作者将双手臂轻轻从患者一侧肩下伸入，过患者身体中线；第二位操作者将双手臂从患者一侧臀部下方伸入，过患者身体中线，两人同时用力将患者从床中间移向近侧。

③将患者近侧腿屈膝内收，搭在对侧腿上，第一位操作者托住患者颈肩部，第二位操作者托住患者臀部，二人同时用力将患者轻轻翻向对侧；或利用床上的床单，二人同时将床单提起，滚动式地将患者翻至对侧。

④协助患者整理衣服，摆放成舒适卧位。

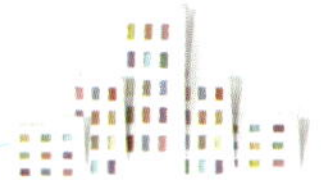

7. 什么样的服装适合截瘫患者使用？

开身的上衣更便于颈椎损伤、四肢瘫的患者穿脱。截瘫患者上肢运动功能正常，可以自行穿脱上衣。裤子则应选择有松紧带的运动裤，穿脱方便安全。所有截瘫患者都不适合穿皮鞋和拖鞋，而应该穿运动鞋或布鞋。在选择鞋子大小时，要比患者受伤前使用的号码大一号。如果鞋子的质地硬、号码紧小或脚趾外露，都容易造成脚部皮肤受压破损或皮肤擦伤。

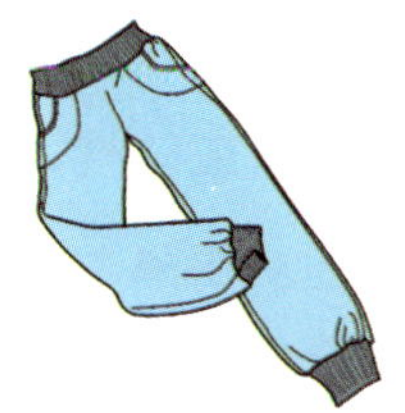

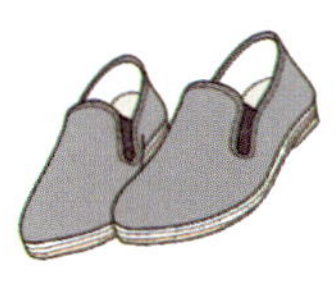

8. 如何预防截瘫患者皮肤压疮或皮肤损害？

截瘫患者皮肤的感觉功能消失，长时间保持某个体位，会将受力部位的皮肤压红甚至形成压疮。在移动、训练或乘坐轮椅活动中对皮肤的过度摩擦，也会导致皮肤损害。因此，患者和家属应一起注意保护患者的皮肤。

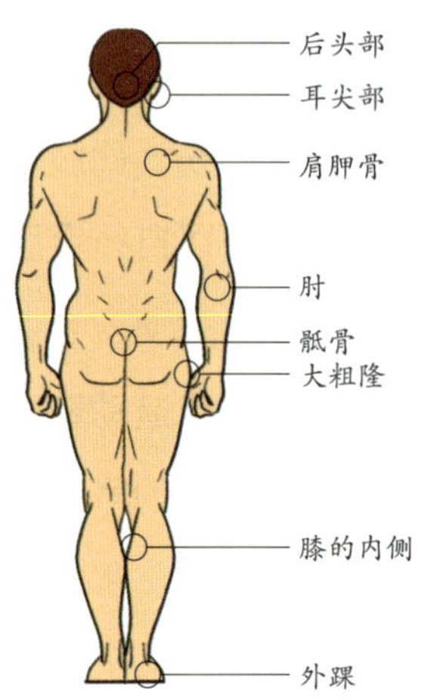

容易发生压疮的部位

（1）要准备大小适宜的体位垫或软枕，在卧床时帮助患者维持舒适的体位和分散体压。每隔 1 到 2 小时变换一次体位，以缓解局部的持续受压；床上坐位或半卧位时间不宜过长。坐位时，每隔半小时双臂用力撑起身体，使臀部抬离床面或座椅至少 30 秒钟，以缓解骶尾臀部的持续受压。

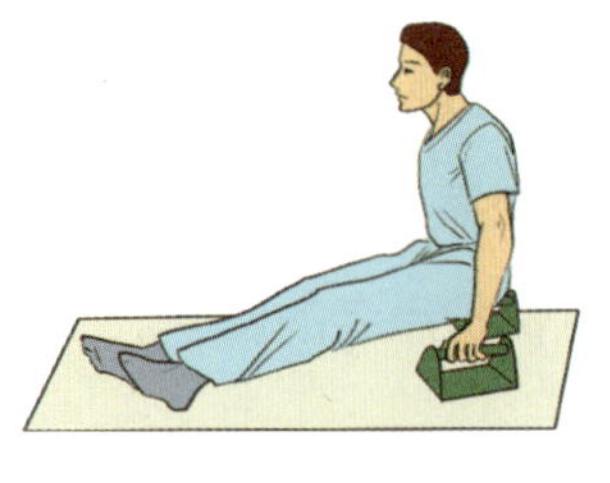
床上坐位减压

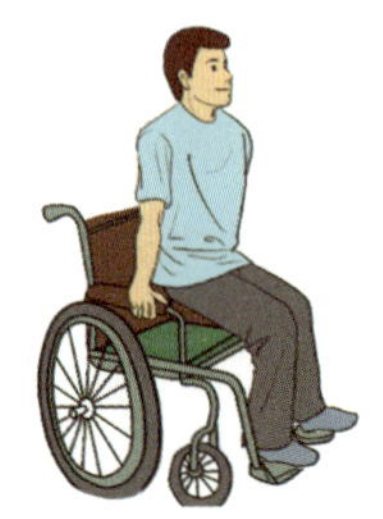
轮椅坐位减压

（2）保持床单平整、干燥，如已潮湿，及时更换。保持患者皮肤清洁，每日清洗会阴部，大小便失禁的患者及时清洗，保持阴部及肛周皮肤清洁干爽，皮肤有干裂时要及时涂抹些护肤霜。

（3）佩戴支具的患者，注意保护支具下的皮肤，每次训练后要及时取下支具，检查皮肤有无压红等状况，留意皮肤变化。

（4）对感觉异常或感觉消失的肢体，不要使用暖水袋，禁止热水长时间泡脚，在洗浴或洗脚时，水温应控制在 40 度以下（手放入水中没有烫热的感觉）。在调节水温时，要先打开冷水阀门，或盆中先放入凉水，然后再逐渐加入热水至适宜水温。勿将热水杯、笔记本电脑等发热物体放在感觉异常的肢体上，尽管物体温度可能不高，但长时间接触患部皮肤，极易发生低温烫伤。

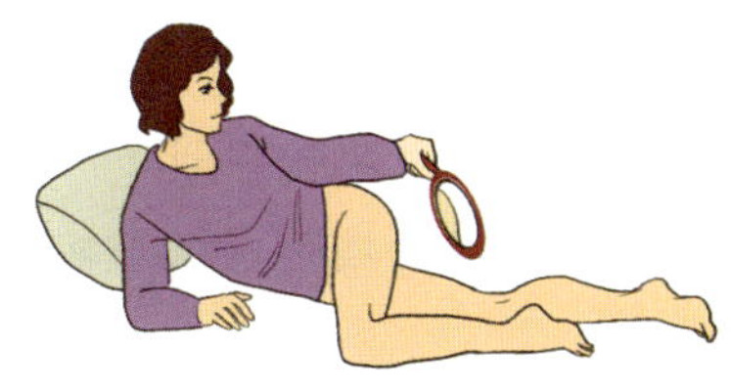

自我检查皮肤受压情况

（5）易发生压疮的部位通常是坐位、卧位时与床面、

椅面接触的受力及骨突部位，如枕后、肩胛、骶尾、内外踝、足跟等处。患者或家属要每天一次查看患者全身的皮肤情况，如发现皮肤有压红、破损，及时减压或包扎处理。

（6）合理的饮食与良好的营养，可以提高机体抵抗力，增强皮肤弹性，从而预防皮肤破损。

9. 哪些因素导致截瘫患者皮肤经常发生破损？

（1）当患者保持一种体位超过 2 个小时，受压处皮肤极易发生压疮导致皮肤破溃。

（2）床单过于粗糙，床单接缝处又位于身体受压部位时，极易造成受压处皮肤破溃。

（3）当患者在床上吃东西时，如果不小心将果核等异物遗落在床上，极易将皮肤割破或划伤。

（4）为患者翻身改变体位时，如果用力拖、拉、拽患者，患者身体与床面摩擦形成的摩擦力、剪切力，极易引起皮肤的破损。

（5）患者进食热量不足造成的营养不良、皮肤粗糙干裂、弹性下降，极易造成皮肤的破损。

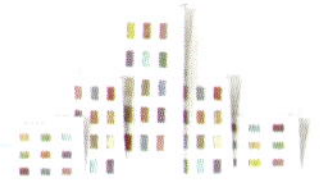

10. 如何指导患者选择和正确使用体位垫?

体位垫分为足底垫、坐垫、靠背垫等，患者可以用枕头代替，也可以缝制大小适宜的布袋，填充蓬松棉或海绵。制造体位垫的面料要透气，布料可使用略粗质地的棉布，以增加与床面接触的阻力，更好地保持患者的体位。

（1）平卧位时，足底垫一个长方形的体位垫，保持足尖向上，防止足下垂。

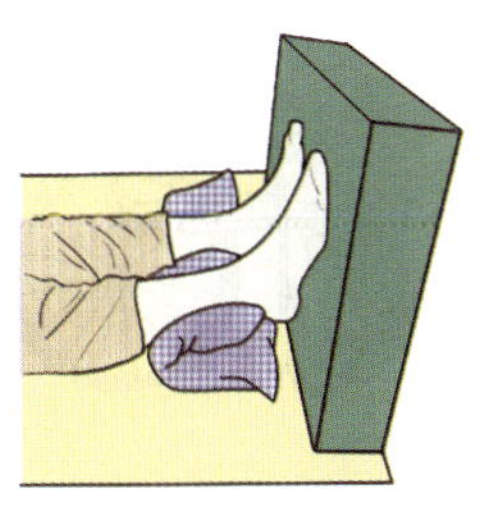

（2）下肢容易发生痉挛的患者，膝下垫上一个直径 5 ~ 10 厘米的毛巾卷或小软枕，可以避免膝关节过度伸直引起的下肢痉挛。

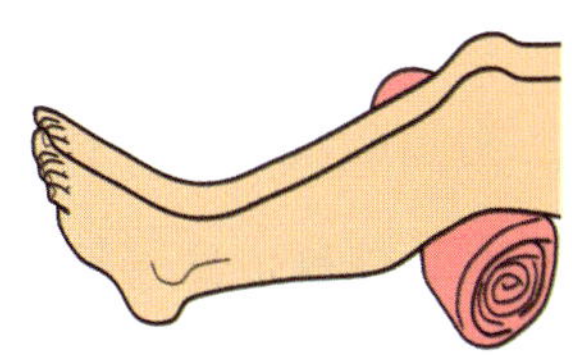

（3）侧卧位时，后背垫一个长度近似于患者躯干长度的梯形垫以保持体位。

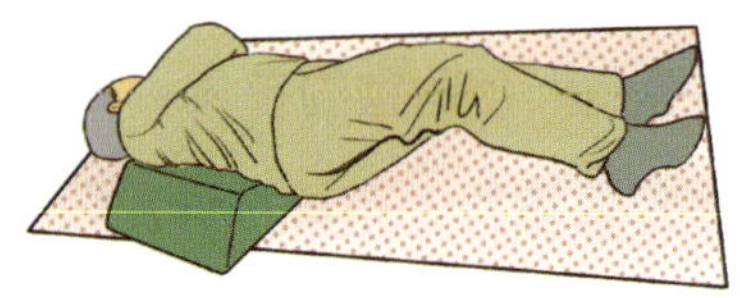

（4）坐位时臀下垫一个厚10厘米的方垫，预防压疮。

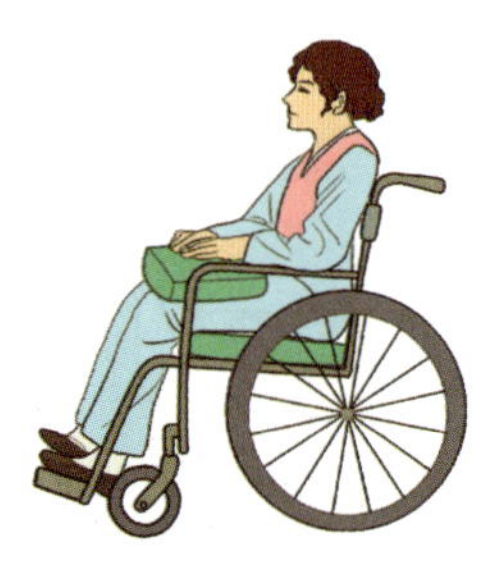

11. 四肢瘫患者如何预防坠积性肺炎？

四肢瘫患者由于咳嗽无力，不能有效地清理呼吸道分泌的痰液，这些分泌物就会堆积在患者气道内，增加通气阻力，降低肺活量，使患者出现坠积性肺炎甚至低氧血症，从而危及患者生命。预防坠积性肺炎的方法有：

（1）卧床期间定时翻身，变换体位，有利于痰液的引流排出。

（2）早期活动，如抬高床头或从床上坐起来，上肢

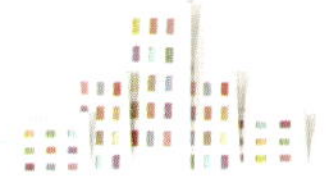

主动或被动的外展活动。

（3）进行深呼吸训练，增强肺活量。

（4）有效的咳嗽、咳痰训练，保持呼吸道通畅。

12. 如何协助和指导患者排痰，保持呼吸道通畅？

脊髓损伤会导致不同程度的呼吸肌瘫痪，呼吸道分泌物排出不畅。应通过有效的咳嗽、咳痰，促进呼吸道分泌物的排出，维持呼吸道通畅，减少肺部感染。

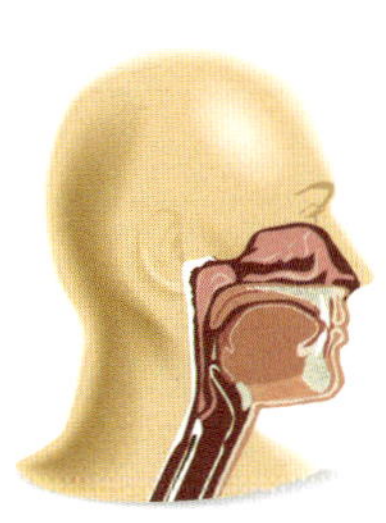

（1）有效咳嗽

①协助患者保持舒适和放松的体位。

②指导患者在咳嗽前先缓慢深吸气，吸气后稍屏气片刻，然后快速打开声门，用力收腹，将气体迅速排出，引起咳嗽。

③咳嗽训练可在早晨起床后、晚上睡觉前或餐前半小时进行。

（2）辅助咳痰

①助咳是清洁气道、促进胸廓运动的有效方法。助咳常用的手法是：将手掌放在患者剑突下，并用一个向内、向上的动作，对患者腹部加压。助咳技术可与雾化吸入和

负压吸引配合使用。

②保持患者的正确姿势，有助于呼吸，利于胸廓运动和增强肺活量，任何不正确的姿势以及脊柱后凸或侧弯均可影响肋间肌和膈肌运动。保持正确姿势的方法是：正确配备轮椅，穿戴腰围或腹带，以提供躯干支持，保持脊柱的稳定性。

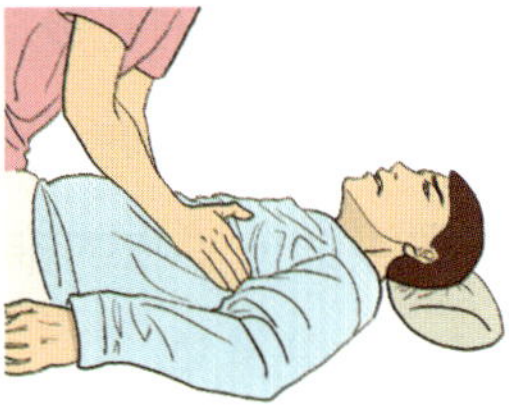

辅助咳痰

（3）体位引流

①引流原则：病变部位处于高处，引流支气管开口向下，利用重力作用促使各肺叶分泌物向主支气管垂直引流，并排出体外。

②确定引流体位：有规律地定时翻身，对于防止分泌物滞留在肺下垂部位有重要作用，在保持脊柱稳定和患者能承受的条件下，采用仰卧位、侧卧位和俯卧位进行体位引流，颈髓损伤的患者应注意保护颈部。

③进行体位引流时，患者应病情平稳，并在专业医护人员指导下进行。

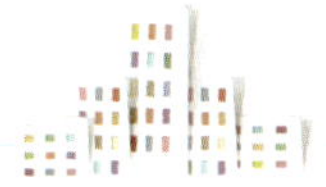

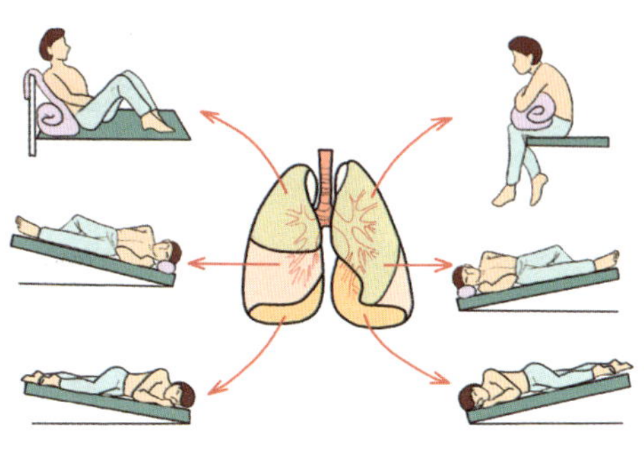

体位引流

（4）辅助排痰：通过叩击患者体表，借助气流震动，使附着在肺泡壁或细支气管壁上的分泌物松动脱落后引流至气管内，再通过咳嗽排出体外，保持呼吸道通畅，预防感染，减少术后并发症。

13. 如何协助患者进行叩背排痰？

进行叩背排痰前，要观察并询问患者有无憋气等不适，向患者了解痰的性质和量，备好纸巾等用物。依据病情协助患者选择合适的体位。操作方法是：

（1）将手五指合拢呈杯状，手背隆起，手指关节微屈，掌指关节屈曲 120°，指腹与大小鱼际着落，依靠手腕的力量，均匀有节奏地叩击。叩击时应避开乳房、心脏，避开肩胛骨、脊柱等骨突部位，避开有拉链、纽扣等的部位。

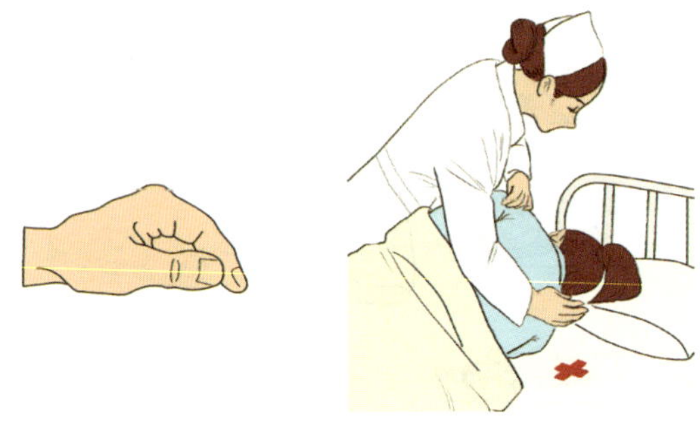

叩背排痰的手势和位置

（2）叩击应从下至上、由两边向中间，背部从第 9 肋间隙、胸部从第 6 肋间隙开始向上叩击至肩部，每一肺叶叩击 1 ～ 3 分钟。

（3）叩击力量适中，以患者不感到疼痛为宜。鼓励患者有效咳嗽，若患者咳嗽反应弱，则在其吸气终末，护士可用一根手指稍用力按压其环状软骨下缘与胸骨交界处，刺激气管，引起咳嗽，促进痰液排出。

（4）叩背时，应注意观察患者的呼吸、咳嗽、咳痰等反应，注意心律，观察有无缺氧，必要时予以吸氧。叩背时应用单层薄布保护胸廓部位，避免直接叩击导致皮肤发红，或过多覆盖降低叩背效果。

叩背排痰应该在餐后 2 小时或餐前 30 分钟进行。每次以 5 ～ 15 分钟为宜。手掌根部离开胸壁 3 ～ 5 厘米，手指尖部离开胸壁 10 ~ 15 厘米为宜，叩背频率通常在每分钟 100 ~ 180 次。

痰液黏稠不易咳出的患者，应及时与医生沟通，可先给予雾化吸入、应用祛痰药等治疗。

14. 如何协助和指导患者进行呼吸功能训练?

通过呼吸功能训练，可以增强横膈力量，改善肺部通气功能，减少呼吸频率，提高呼吸效率，最大限度地发挥肺部残存功能，最终达到肺功能康复的目的。

常用呼吸训练的操作方法有以下几种。

（1）腹部加压呼吸训练

①操作者手放置于患者肋骨下缘的腹直肌上，嘱患者肩部及胸廓保持放松，用鼻缓慢地深吸气至腹部隆起，用嘴缓慢呼气，在呼气末，操作者手掌垂直向下用力按压患者腹部，帮助患者排尽肺内的残余气量。每次练习 5 分钟，每日 3 次。

②依据患者的耐受程度，腹部放置重量为 1 ~ 2 公斤的沙袋，嘱患者正常呼吸，以增加腹肌及膈肌肌力，20 个呼吸动作为一组，每日练习 2 组。

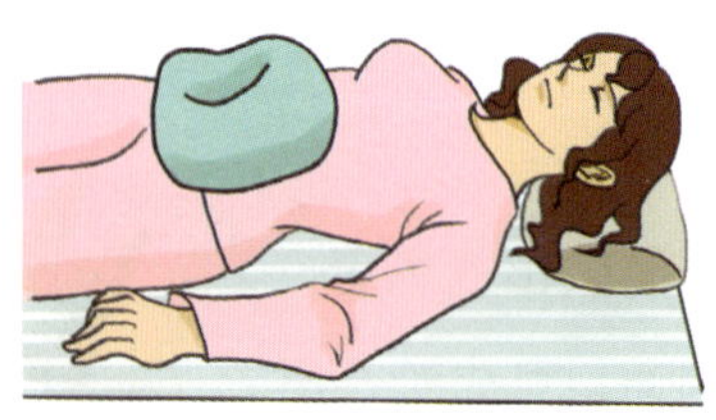

腹部加压呼吸训练

（2）缩唇呼吸训练

嘱患者用鼻深吸气，呼气时嘴呈吹口哨状，慢慢将肺内气体呼出，气流越小越好，时间越长越好，每组15～20个动作为宜，每日练习2～3组。

（3）简易呼吸功能训练器

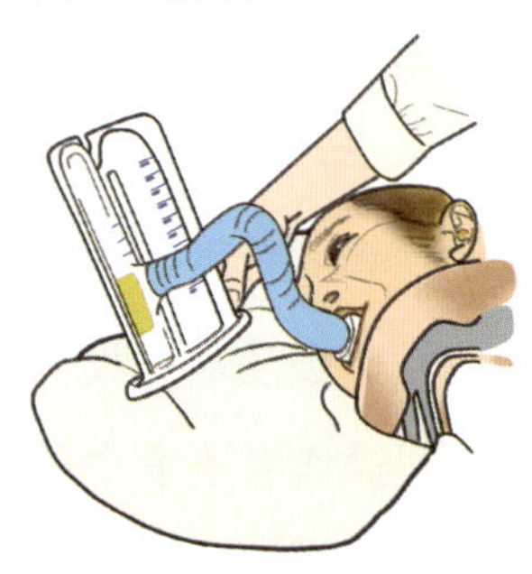

简易呼吸功能训练器

①将简易呼吸功能训练器的螺纹连接管与训练器的咬嘴接口连接紧密。

②将带有“吸”或“吹”字的标记浮子放置在下方，

让患者含住咬嘴吸气，以深长均匀的吸气流速，使浮子保持平稳的升起状态，并尽量长时间地保持，换气时正常呼吸，每次训练 10 ~ 15 分钟。

③训练结束后，将呼吸训练器清洁、晾干备用。

（4）吹气球或吹口哨训练

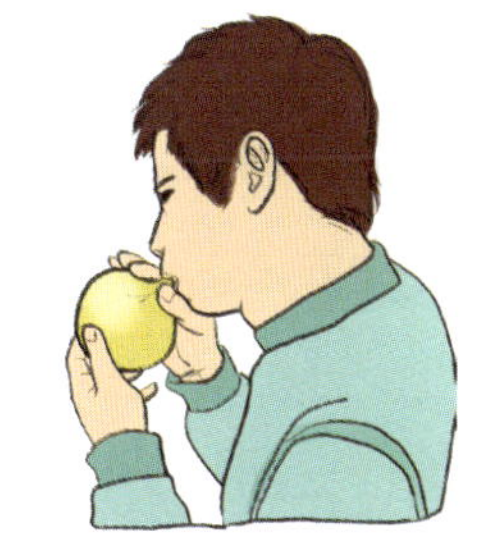

选择中等大小的气球，患者向内吹气，直至吹不动为止，每日吹 3 次，每次吹 5 ~ 10 遍，以后逐渐加大吹气量，以不吹破气球为准。或者指导患者用吹口哨的方式吹唱歌曲，通过尽力吸气，冉尽力呼出，达到锻炼胸廓附着的肌肉，进而增强肺活量的目的。

15. 指导患者进行呼吸训练中的注意事项有哪些?

进行呼吸训练时要保持环境安静，嘱咐患者在训练过程中不要说话，以免影响气流控制。训练时，指导患者穿着轻便宽松的衣服，保持全身放松。在呼吸训练中，患者要自然、放松地吸气，不要刻意地深呼吸，呼气时可以有意识地放松。因为过度呼气会引起气管内的气流紊乱，反而增加气道阻塞，导致呼吸急促，易诱发支气管痉挛。

16. 截瘫患者排尿障碍的表现有哪些？怎样进行排尿管理？

排尿障碍主要表现为尿潴留或尿失禁。患者小腹胀满、膀胱充盈而没有尿意，也不能随意排尿，或膀胱胀满后有少量尿液漏出。不同程度的排尿障碍可能困扰患者今后的生活，因此，患者及家属都要了解排尿障碍的表现和基本处理方法。

（1）留置导尿管：即插入留置的导尿管连接引流袋，通过持续开放或间断开放导尿管来排出尿液。留置导尿管期间，要时刻注意尿管的位置，翻身、移动时都要先查看是否保持尿管不受到牵拉。尿袋要始终保持低于膀胱的位置，以防尿液倒流入膀胱引起感染。

（2）间歇导尿：患者病情稳定后，要尽早拔除留置的导尿管，进行间歇导尿，便于训练膀胱功能。间歇导尿是指每隔 4 ~ 6 小时将导尿管插入膀胱，将尿液排出后即拔出导尿管的排尿方法。这也是截瘫患者最安全的首选排尿方法。因此，患者及家属必须了解间歇导尿的重要意义和操作方法，部分患者将长期依靠这个方法完成排尿。

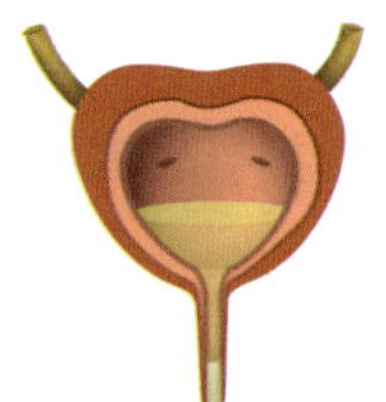

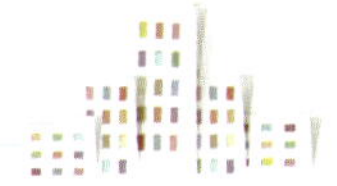

（3）自家清洁导尿：是指截瘫患者在护士的指导下，通过学习，掌握导尿的操作要领，自行采用间歇插入导尿管排空膀胱的排尿方法。

17. 自家清洁导尿的操作方法及注意事项有哪些？

（1）在护士的指导下，学习插入尿管、排空膀胱的操作步骤，经护士评估，掌握该操作方法，达到安全排尿的标准后方可开始进行。

（2）患者在进行导尿前，要用流动水认真洗手，或者使用医用快速手消毒液清洁双手。清洗或用消毒纸巾清洁外阴。按照一次性导尿用品的使用说明，打开导尿包，润滑导尿管，轻轻插入尿道，见尿液排出后再插入 2 ~ 3 厘米。排尿中，要固定住导尿管，防止中途导尿管脱出，排尿结束时要缓慢退出导尿管。

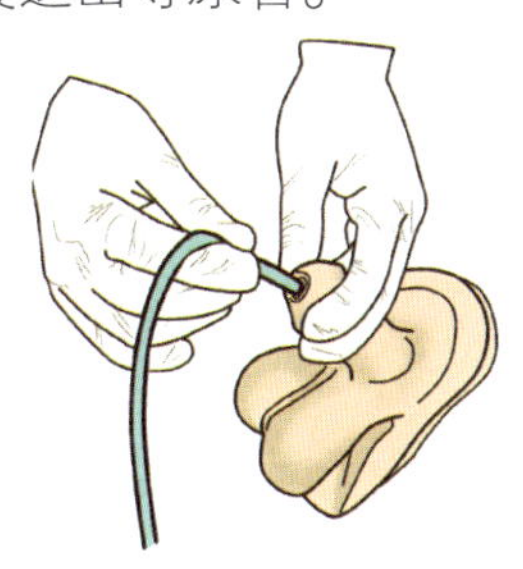

患者自家清洁导尿示意图

（3）男性患者在进行自家清洁导尿时，可以坐在床上、轮椅上，卧床患者可以侧卧位进行操作。女性患者初学自我导尿，可以在两腿前放一面镜子，观察插入导尿管的正确位置，经反复操作掌握后，即可以通过触摸插入导尿管排尿。

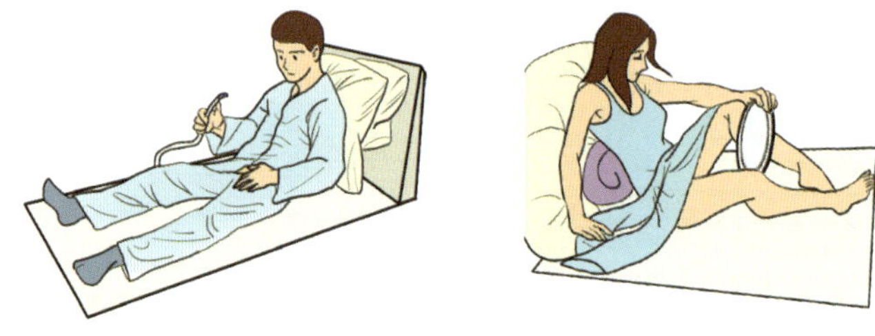

男性和女性的导尿姿势

（4）成人膀胱的容量大约是 400 ～ 500 毫升，正常情况下，每天排出的尿量应保持在 1500 ～ 2000 毫升。患者每天导尿的次数为 4 ～ 6 次，每次排出尿量保持在 400 ～ 500 毫升，这样就可以保证膀胱安全，同时达到生理代谢需要。

18. 尿路感染的表现是什么？如何预防？

发生尿路感染时，患者会有发热、尿频、尿急、尿痛以及尿道刺激征、尿液混浊有臭味等表现。预防尿路感染的方法有：

（1）注意保持手和会阴部的清洁，床单、内衣要保持干燥、勤洗勤换。一次性尿裤、尿垫污染后及时更换，不重复使用。

（2）留置导尿管的患者，应注意保持尿管的通畅，防止尿管受压、弯折，保持引流袋始终低于膀胱水平，翻身时应夹闭尿管，防止尿液反流。尿管、尿袋每周更换一次，尿液混浊导致尿袋污浊时，应随时更换尿袋，及时倾倒尿液。

（3）自家清洁导尿的患者，要按照操作规范进行导尿。导尿前清洁消毒双手及会阴部。患者导尿中使用的物品，如洗手液、毛巾等，要专人专用，用后清洁消毒、晾干备用。尽量使用一次性导尿管。

（4）间歇导尿患者每天保持尿量在1500～2000毫升，要有计划地饮水，保持每次导尿量不要超过500毫升，防止膀胱过度膨胀造成损害。留置导尿管的患者，可鼓励其多饮水。

19. 什么是残余尿量？残余尿对患者有哪些损害？

残余尿是指，当患者膀胱充盈、尿量达到有尿意的程度，患者进行自主排尿，经过充分的排尿后仍然存留在膀胱内不能排净的那部分尿液量。正常情况下是不存在残余尿或量很少的。当膀胱功能受损，不能完全排空时，大量残余尿就成为细菌繁殖的场所。有研究表明，当残余尿量持续超过 100 毫升时，细菌在膀胱内可以成倍繁殖，从而极易引发尿路感染。因此，采取有效的方法定时完全排空膀胱，是预防尿路感染的方法之一。

20. 如何自己测量和处理残余尿?

当患者常出现尿失禁或周期性泌尿系统感染时，需要测量残余尿，以确定症状是否由于存在大量残余尿所致。测量残余尿前，患者正常饮水，直到膀胱充盈、产生尿意并自行排尿。感觉完全排尿后，立即插入导尿管来排空膀胱，这时通过导尿管所排出的尿液量即为残余尿量。当残余尿量小于 80 ~ 100 毫升时，可以维持原有的排尿方式。如残余尿量大于 100 毫升，应在每天睡前进行一次导尿，以便完全排空膀胱。

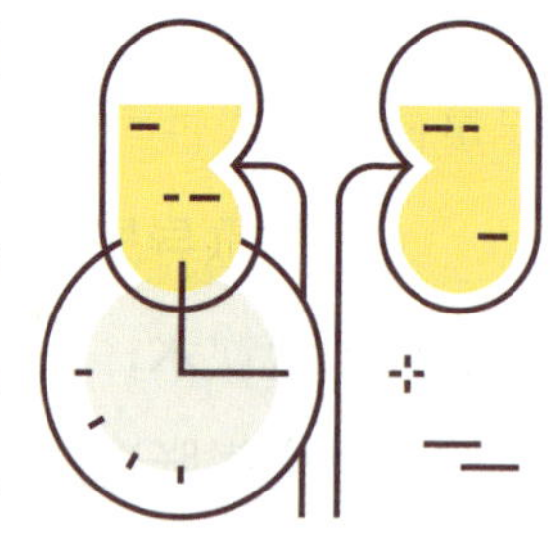

21. 什么是尿失禁？出现尿失禁怎么办？

尿失禁就是指患者对排尿失去控制，膀胱充盈后尿液就不自主地逸出。很多截瘫患者都有尿失禁的情况，严重的尿失禁会使患者失去自尊心，回避社会活动和社会交往，增加对他人的依赖，给患者的独立生活带来不便。尿失禁的患者可以在医生的指导下进行药物治疗、盆底电刺激治疗，以及在护士的指导下进行排尿训练等，通过这一系列的治疗手段来改善尿失禁症状。经过治疗仍然存在严重尿失禁的患者，可以使用集尿器，减少漏尿带来的不便和尴尬，提高生活质量。

22. 如何正确选择和使用集尿器？

男性尿失禁的患者可以使用集尿器，减少漏尿带来的不便和尴尬，提高生活质量。便壶式集尿器可在卧床时使用，注意用后清洗，定期消毒。阴茎套式集尿器由阴茎套和储尿袋组成，患者依据自身情况选用大小适宜的阴茎套。佩戴阴茎套式集尿器的时间不要过长，并要及时倾倒储尿袋的尿液。取下集尿器后，需检查阴茎皮肤有无破损，保持会阴部清洁干燥。集尿器每天晾干待用。

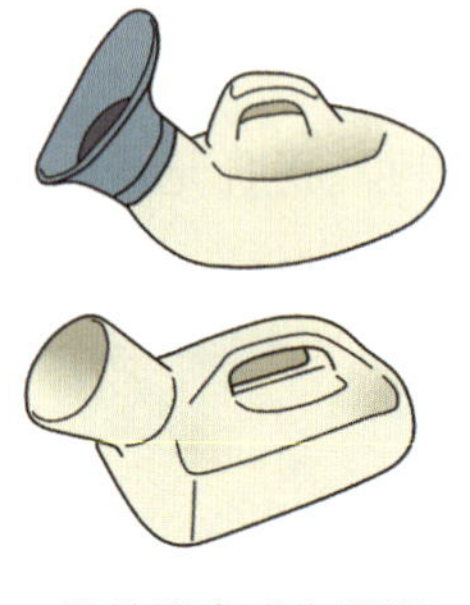

男性便壶式集尿器

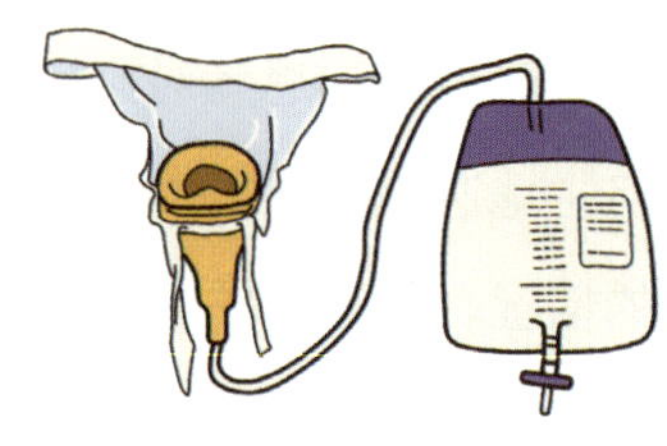

阴茎套式集尿器

女性患者则可使用一次性纸尿片或纸尿裤作为集尿器。使用中，纸尿片一旦浸满尿液就要随时更换，每日清洗外阴，保持阴部皮肤清洁干燥。

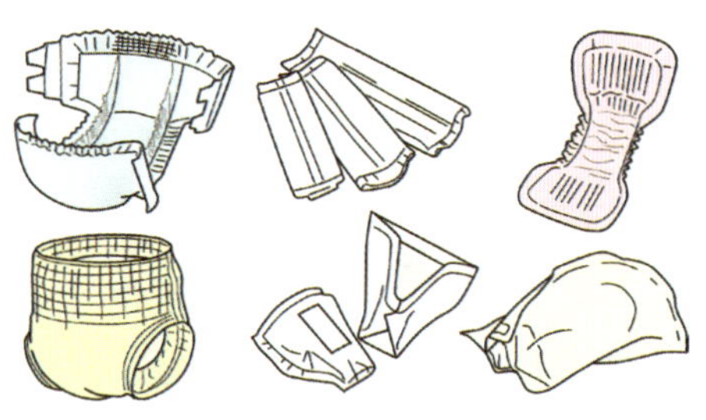

女性纸尿裤、纸尿片

23. 如何预防便秘？

便秘是截瘫患者常见的并发症之一，预防便秘，除一般的饮食调理外，还要依据个人的作息习惯，选择相对固

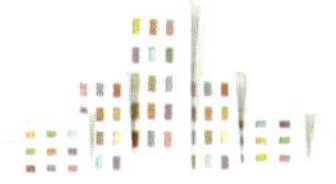

定的时间，进行排便训练。如晨起喝 1 杯约 250 毫升的温开水后开始排便，或晚餐后、睡前进行排便训练。通过排便训练，逐步建立排便反射，养成定时排便的习惯，对于便秘的预防更有效。

24. 促进排便的护理措施有哪些?

（1）脊柱稳定的患者，应尽可能采取坐位排便，卧床期间排便时取左侧卧位。

（2）排便前，可以顺时针按摩腹部 10 ~ 20 分钟，以促进肠蠕动；或在直肠内、肛门周围使用少量润滑剂促进建立排便反射。

（3）排便前，可采用指力直肠刺激，诱发排便反射。方法是用涂抹润滑油的手指轻柔地按摩肛周或肛管，刺激产生排便反射，促进低级排便中枢反射的形成。

（4）不完全损伤的患者每日进行提肛训练，即有意识地向上收缩肛门，早晚各做 30 次。站立和步行训练每日不少于 2 小时。

（5）对于排便中由于大便干燥或用力造成的肛周黏膜破裂出血，可指导患者便后用温水清洗，保持肛门周围皮肤的清洁。肛周涂抹少量润滑油或眼药膏，预防干裂、促进愈合，减少下次排便的不适。

25. 什么是体位性低血压?

体位性低血压是指患者从卧位到坐位或站立时出现一过性血压降低导致的脑供血不足的情况，患者表现为心慌、头晕、面色苍白、眼前发黑甚至有一过性意识丧失的表现。

26. 预防和处理体位性低血压的护理措施有哪些?

体位性低血压是截瘫患者常见的并发症，患者和家属应对其预防和处理的相关知识进行了解。

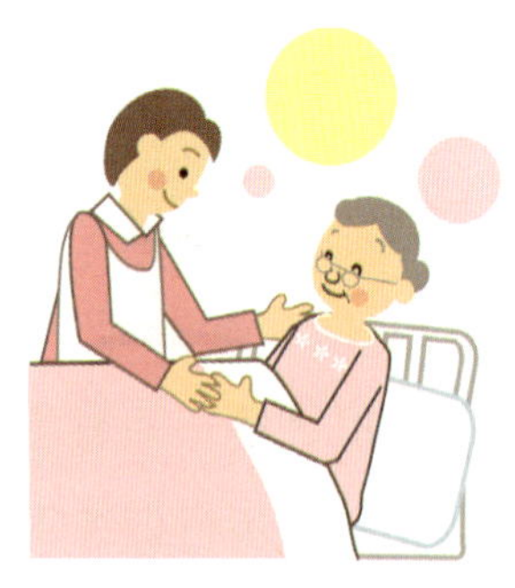

卧床期间，在病情允许的情况下，要尽早开始抬高床头训练，每天逐渐抬高床头直至完全坐直。

准备下床坐轮椅或站立训练前，要先抬高床头、在床上坐起片刻，感觉没有头晕心慌等不适后，再移乘到轮椅或进行站立训练。

对起立后有体位性低血压表现的患者，可以通过系腰围增加腹压、下肢穿弹力袜等方式，来促进血液回流，预

防体位性低血压的发生。

在坐位或站立训练中，如观察到患者有面色苍白、虚弱的表现，或患者主诉有心慌、头晕、视物模糊等不适，应考虑是否为低血压所致。此时要迅速降低床头和抬高下肢。如患者是坐在轮椅上，要立即将轮椅后仰倾斜；如患者正在站立，要及时转移至轮椅或床上，并鼓励患者深呼吸，待症状缓解后再进一步移动患者。指导患者如发生低血压症且周围无其他人协助时，可在轮椅安全带的固定保护下，自行向前屈曲上身，使头部尽量接近双膝，保持头低位片刻，以缓解低血压症状。

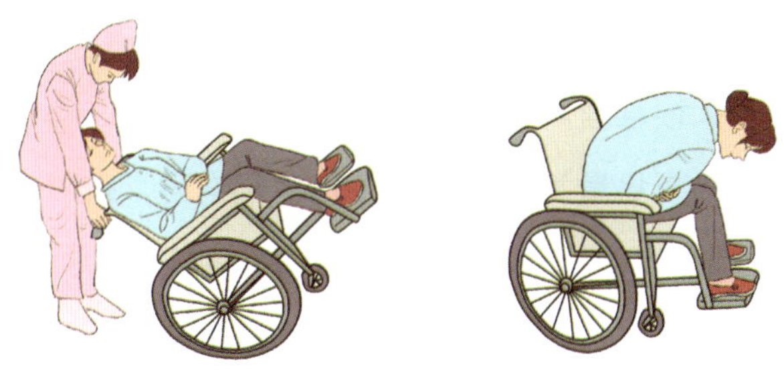

缓解坐位时体位性低血压

27. 下肢静脉血栓的表现和护理措施有哪些？

下肢静脉血栓是截瘫患者的并发症之一，患者表现为一侧或双侧下肢肿胀，主要是由于下肢肌肉瘫痪影响静脉回流所致。患者应注意经常观察双下肢是否等粗对称，肢体温度有无变化。发生下肢肿胀后，要首先考虑是否为静脉血栓，将肿胀肢体抬高制动，不要对肿胀的肢体进行热敷、按摩或其他物理治疗，同时尽快到医院就诊。

28. 什么是截瘫神经痛？如何减轻或缓解患者的疼痛？

截瘫神经痛是指患者感觉平面以下的肢体疼痛，也称为“幻痛”，是指已经丧失感觉的躯体部分疼痛，是中枢（大脑）痛觉异常所致，多属于患者的异常感觉。

健全人很难理解伴有截瘫神经痛患者的痛苦，要尽量关心他们，多与他们沟通，疏解他们焦虑抑郁的情绪。对于病情稳定的患者，多安排户外活动，多与其他病友交流，减少独处，转移对自身不适的过度关注。

29. 哪些原因可以诱发截瘫患者发生肢体痉挛？

体位摆放不当、膀胱充盈、直肠便块刺激、衣服和鞋紧小以及皮肤压疮、尿路感染、精神过度紧张、寒冷等因素，

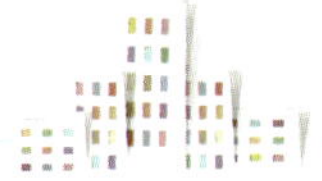

都可以引起患者的肢体痉挛。判断并消除诱因刺激，可以预防和缓解肢体的痉挛。

30. 截瘫患者如何正确看待肢体痉挛?

肢体痉挛对于截瘫患者来说不一定是坏事情，轻度的痉挛有助于肌肉的收缩，对下肢静脉血栓的预防也能起到一定作用。同时，痉挛对截瘫患者的站立、行走训练也有帮助。对于影响患者正常生活的严重痉挛，可以通过理疗、按摩和运动来缓解，药物治疗必须在医生的指导下进行。

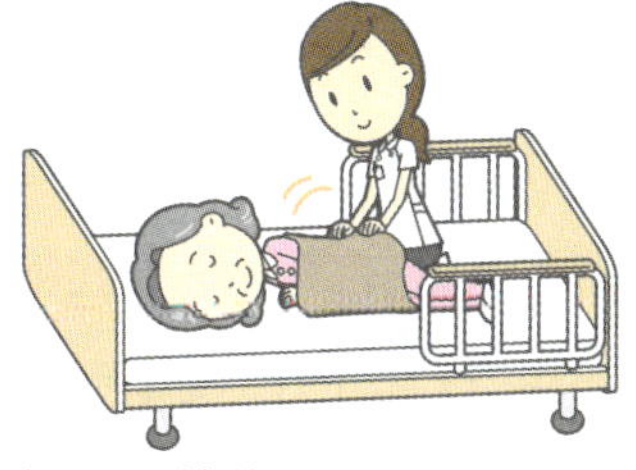

31. 截瘫患者什么情况下可以出院或转至康复医院?

脊髓损伤至截瘫的患者，伤后经过 6 ~ 8 周的治疗，脊柱稳定，体温、血压等体征平稳，就可以出院了。有条件的患者可转至康复医院，进行 2 ~ 3 个月的系统康复治疗与康复护理，使患者及其家人对并发症的预防和康复训练方法有进一步的了解，以便患者出院回到社区或家中后，更好地坚持康复训练和做好自我护理，预防并发症的发生。

32. 截瘫患者出院前需要做好哪些准备?

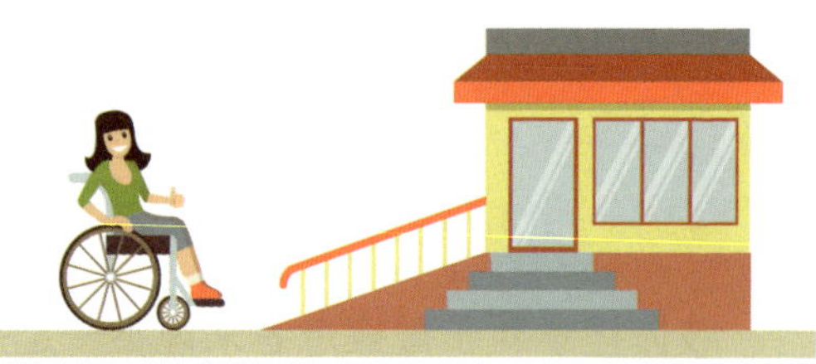

截瘫患者的康复需要患者家属的参与和社会的关注。患者在出院回家之前，家属应对家庭生活环境和起居设施做适当的无障碍改造，如门前去除台阶和门槛、修建坡道，增加门框宽度，保证轮椅通过。床的高度应与轮椅高度接近，便于患者在床与轮椅间的移乘。厨房、卫生间的门最好是平开门，且门口宽度保证轮椅能够进出等。做这样的设施改造，是为了使患者在医院康复训练中学习掌握的生活技巧，能够在家中得到最大限度的应用，提高患者的生活自理能力。

33. 截瘫患者如何选择适宜的家庭用床及床上用品?

截瘫患者在家中使用的床，高度一般为 40 ~ 45 厘米，床与患者轮椅的高度接近，以便顺利上下轮椅。床垫厚度应大于 10 厘米，有弹性，但不要太软，避免影响患者在床上的自主移乘。床单选用细致、光滑、透气性好的棉布，

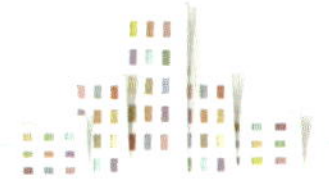

制作床单时不要有接缝，防止患者卧床时压到床单接缝的不平处，造成皮肤破损。安装床挡或在床尾安装、固定一个软爬梯、拉力绳，以便患者自行翻身和起床时借力。

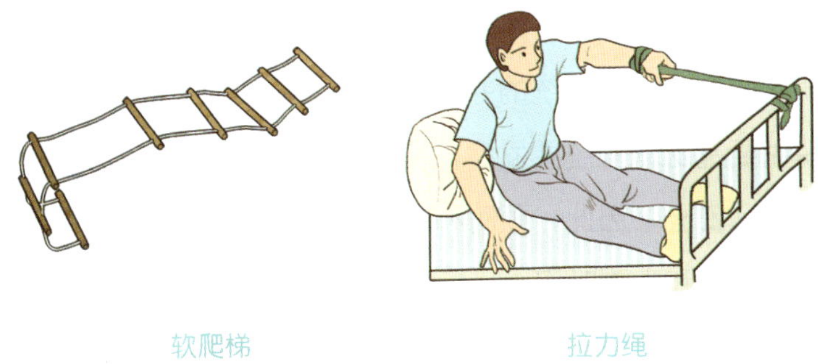

软爬梯　　拉力绳

34. 患者出院后如何调整作息时间？

患者在医院有良好的作息时间以及规范的训练计划，有医生和护士在身边督促指导。一旦回到家中，患者的主动性可能会降低，对按时训练、预防并发症的意识放松，主动活动减少。另外，在家中长时间坐位看电视、玩游戏，可能导致臀部压红甚至皮肤破溃、肢体关节变僵硬。因此，患者出院回家后，最好按照在医院治疗时的作息和训练时间，制定一个家庭作息时间表，以督促自己每天按计划坚持自我活动和训练。

35. 为什么说预防和减少并发症对截瘫患者很重要?

有研究表明，截瘫对患者寿命的影响不是很大，但截瘫引起的并发症是导致患者死亡的主要原因。截瘫患者早期主要会有呼吸系统的并发症，容易威胁到生命安全；后期主要是泌尿系统并发症，将影响患者的生活质量，并危及生命安全。因此，预防和减少并发症，才能提高患者的生活质量和生存时间。

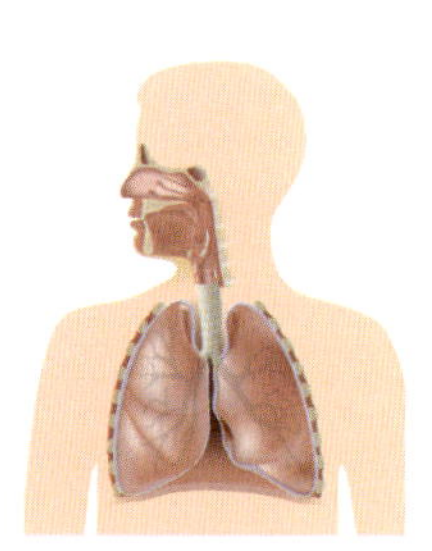

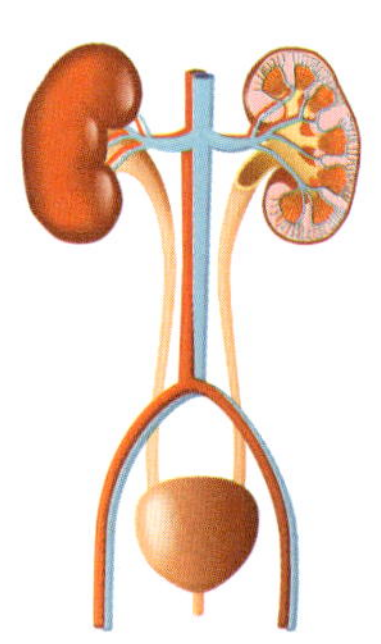

36. 不同受伤程度的患者如何选择轮椅?

颈椎损伤引起四肢瘫的患者，坐位平衡较差，要选用高靠背轮椅，以确保患者安全。胸腰椎损伤引起截瘫的患者，早期可选用低靠背轮椅，后期在掌握轮椅使用技巧、坐位平衡较好的基础上，可以选用低靠背、无扶手的运动型轮椅。

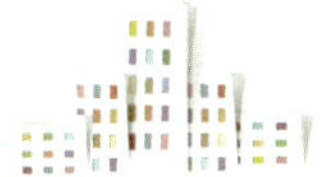

37. 使用轮椅时有哪些注意事项？

选择合适的轮椅及坐垫。患者在上下轮椅前，要检查轮椅制动是否安全可靠。颈椎受伤、坐位平衡较差的患者，最好有人保护，并应系好安全带。上下坡时，注意保持身体重心居中，下坡时要缓慢、身体往后靠。轮椅坐垫和靠背垫尽可能选用柔软透气、有弹性的，避免压疮。持续坐位时，每隔半小时撑起身体，使骶尾受压处减压 30 秒。

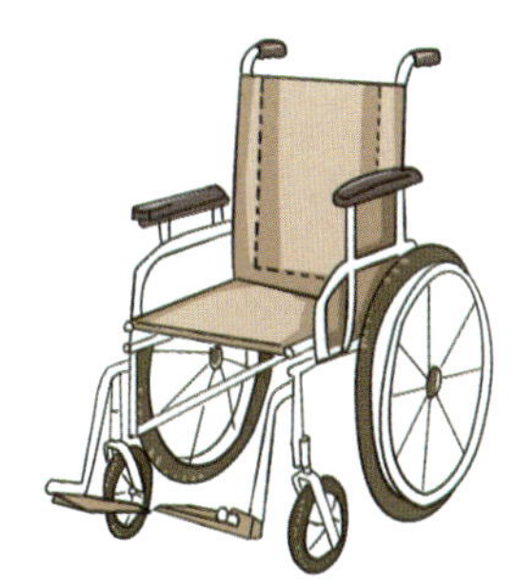

二、截肢患者的康复护理常识

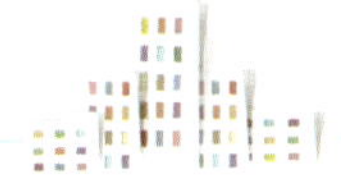

1. 截肢患者残肢皮肤的护理内容有哪些?

截肢患者术后要观察伤口的愈合情况，预防残端皮肤的坏死，这是护理的重要内容。观察伤口周围乃至残端范围皮肤有无苍白，皮肤温度有无降低。当皮肤出现坏死时，可表现为残端周围皮肤发凉，以后逐渐变黑变硬，甚至有化脓、血性渗出。发现这些异常现象后应立即告知医生。同时

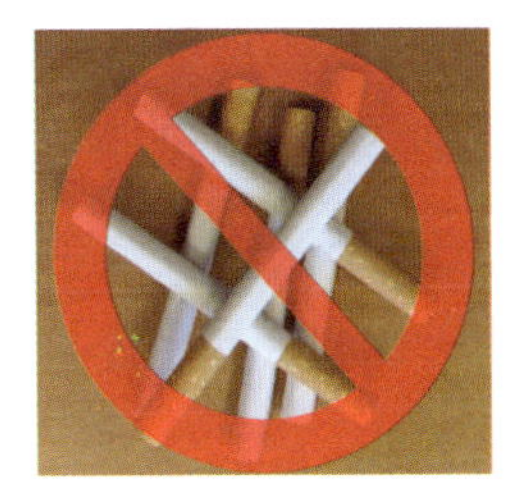

要告知患者戒烟的重要性。一些吸烟患者往往认为，吸烟能缓解伤口疼痛，却忽视了吸烟对伤口愈合的负面影响，对这些依从性较差的患者，要晓之以理，耐心劝导。

2. 如何评估截肢患者术后伤口愈合情况?

截肢患者术后预防感染，常规使用抗生素治疗以及一些物理治疗，但是伤口感染还是一个主要并发症。护士通过观察患者伤口敷料有无渗出，询问患者残端有无疼痛、疼痛持续时间、疼痛性质，可以判断伤口愈合的情况。如果患者主诉伤口持续疼痛、跳痛，要及时告知医生，查看有无感染。

3. 如何预防截肢后残肢关节畸形?

残肢关节畸形会导致关节活动障碍，严重影响今后假肢的佩戴。要协助和指导患者保持正确体位，告诉患者不要长时间保持一个姿势，避免残肢变形对今后假肢装配的影响。小腿截肢患者要避免膝关节、髋关节长时间屈曲，以免造成关节挛缩、活动受限；大腿截肢患者应避免长时间坐位，以免引起残肢髋关节屈曲挛缩而无法佩戴假肢。指导或协助截肢患者每天俯卧位（趴着）训练 2 ~ 3 次，每次半小时，可预防残肢关节的屈曲变形。

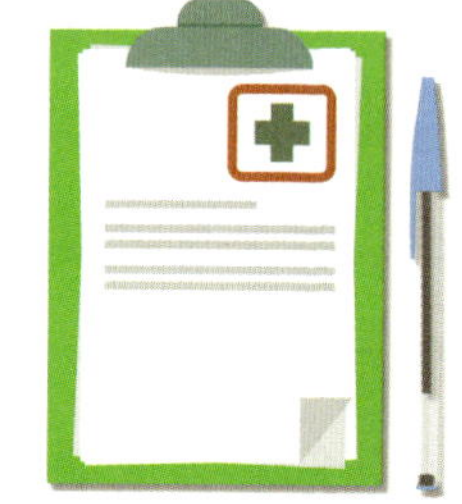

4. 截肢残端肿胀怎样护理?

残肢肿胀是截肢患者将长期面临的问题，伤口愈合后，就要开始使用弹力绷带包扎残肢残端。因此，要向患者进行这方面的知识宣教，同时指导患者学习使用弹力绷带包扎残肢的方法和注意事项。用弹力绷带包扎残肢时，包扎大腿残肢需要从远端向近端螺旋形缠绕，避免环形勒紧，绷带远端紧于近端；而包扎小腿残肢需要跨膝关节缠绕绷带，要注意将髌骨暴露出来，膝关节处缠绕不要太紧，以

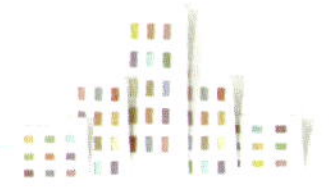

免影响血液回流和关节活动。安装假肢后，在不穿戴假肢的时候，也要用弹力绷带包扎残肢，防止残肢肿胀后无法穿戴假肢。

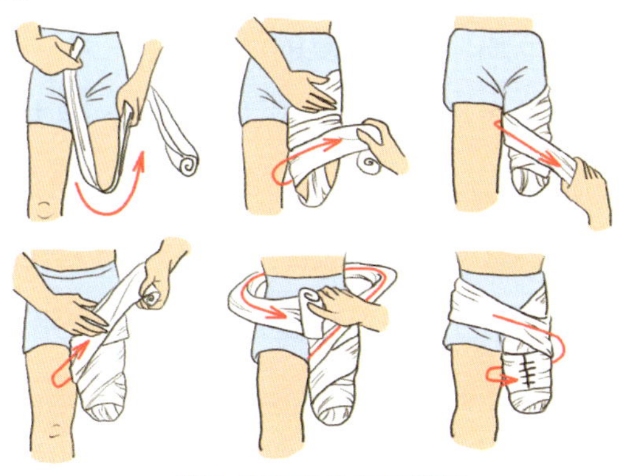

弹力绷带包扎大腿残肢

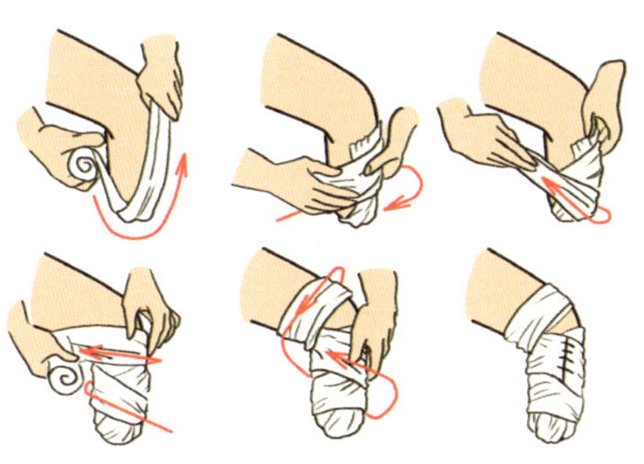

弹力绷带包扎小腿残肢

5. 如何协助和指导患者进行残肢运动训练？

鼓励截肢患者术后早期活动，以患者能够耐受伤口疼痛的情况下进行早期肌肉主动收缩训练为标准。石膏拆除后，要指导患者进行关节主动、充分的活动，每次活动关节时，要让关节在最大活动角度范围上保持 3 ~ 5 秒钟，不要做关节小范围、快速反复的活动。

大腿截肢患者可采取俯卧位（趴着），用力后伸残肢训练，每天做 3 ~ 5 次，每次 3 ~ 6 组，每组做 10 ~ 15 次。在患者训练时，家属还可以协助患者在残肢后伸时给予他一定阻力。采取平卧位进行大腿各方向的肌肉活动训练。

残肢活动训练时，要注意与呼吸配合，在活动发力时缓慢深吸气，放松时呼气。术后一个月左右要开始进行残端按摩和拍打训练，使残端适应外界刺激。同时进行残肢负重训练、残肢负重下平衡及灵活度训练等，以便为今后装配假肢做好充分准备。

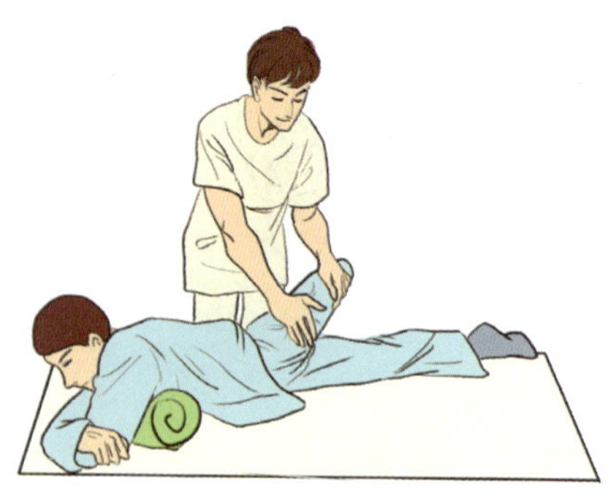

残肢训练

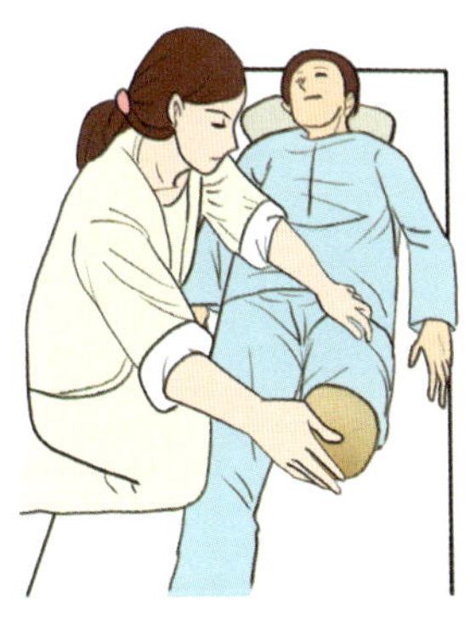

拍打残端训练

6. 什么是幻肢感和幻肢痛?

截肢患者在截肢术后，感到截掉的那部分肢体仍然存在，甚至还会感到那部分肢体在疼痛，这种现象称为幻肢感和幻肢痛。随着时间的延长，这种感觉会逐渐缓解，直至消失。对于这种感觉一直存在并且反应强烈的患者，护士要指导他们经常反复自我提醒，告诉自己这部分肢体是不存在的，有助于这种感觉尽快消失。

三、偏瘫患者的家庭护理常识

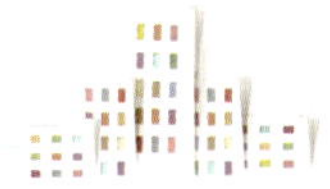

1. 什么是偏瘫？

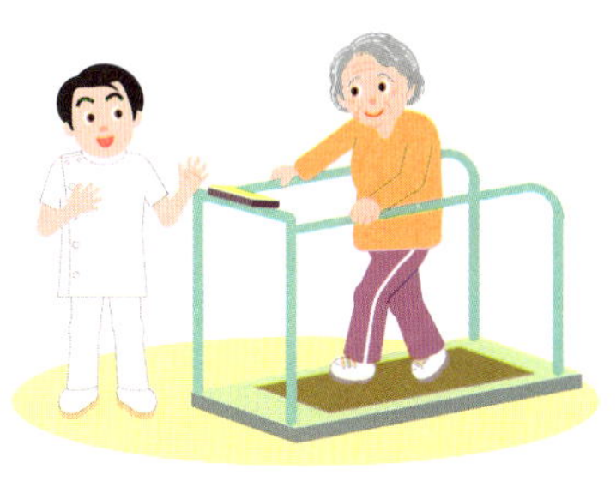

偏瘫是大脑损伤引起的一侧上、下肢的运动障碍为主的一组症状或体征，而非独立的疾病，主要表现为一侧上、下肢体的运动障碍，可伴有偏身感觉障碍及腱反射改变。随脑损伤部位的不同，可能出现失语、视野缺损等。

2. 失认症护理的注意事项有哪些？

（1）患者经常出入的场所应有醒目标示。

（2）患者必须有人陪伴，防止走失。

（3）患者随身带有医疗卡片，写清楚姓名、联系方式、家庭住址等，如走失可以及时联系，防范意外。

3. 良肢位有哪几种？

常用健侧卧位、患侧卧位、仰卧位。

4. 什么是肩关节半脱位？

偏瘫早期由于肌肉、韧带松弛，固定作用减弱，或由于不恰当地牵拉患肢，肱骨头从肩盂内脱出。

5. 偏瘫患者穿鞋应注意什么?

鞋子尽量选择鞋底较硬的高帮搭襻或防滑旅游鞋，防止足内翻。鞋子不要太小或太紧。

6. 偏瘫患者穿脱衣服的注意事项有哪些?

指导偏瘫患者穿衣时，应先穿患侧，脱衣时先脱健侧。偏瘫患者练习穿脱衣服时，患者应该具备较好的独立坐位能力，并有人在旁保护。

7. 偏瘫患者适合穿何种式样的衣裤?

衣裤最好为透气、舒适的纯棉制品。上衣最好为开衫，裤子使用松紧带为宜，有利于患者穿脱。

8. 偏瘫患者的物品及床头桌应摆放在身体哪一侧?为什么?

偏瘫患者的物品及床头桌应摆放在患侧。因摆放在患

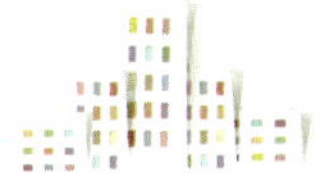

侧，患者取物时身体需向患侧转动并跨越患侧，有利于引起患者对患侧的注意。

9. 偏瘫患者训练行走时，扶助者应站在哪一侧较为安全?

偏瘫患者训练行走时，辅助者应在偏瘫患者患侧偏后15厘米左右，以便发生危险时能够及时协助。

10. 偏瘫患者步行训练时，上楼先上哪只脚? 下楼先下哪只脚?

偏瘫患者步行训练上楼时，先上健侧脚，下楼时先下患侧脚。

11. 偏瘫患者在哪些情况下容易跌倒?

（1）卧床时未使用床挡时。

（2）从坐位站起时。

（3）各种转移时。

（4）步行中精神过度紧张时，容易绊脚、摇晃、滑倒。

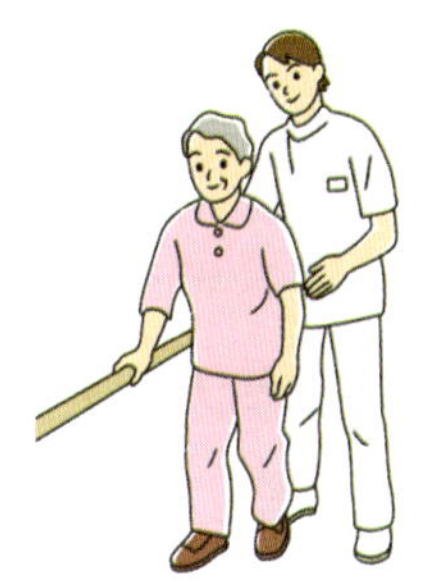

（5）方向转换时。

（6）过障碍物时。

（7）坐到床及椅子时。

（8）上下楼及坡路步行时。

（9）入浴及洗澡时。

（10）在洗漱及家务动作时，下肢固定而进行躯干活动时。

（11）穿脱衣服时、穿拖鞋步行时。

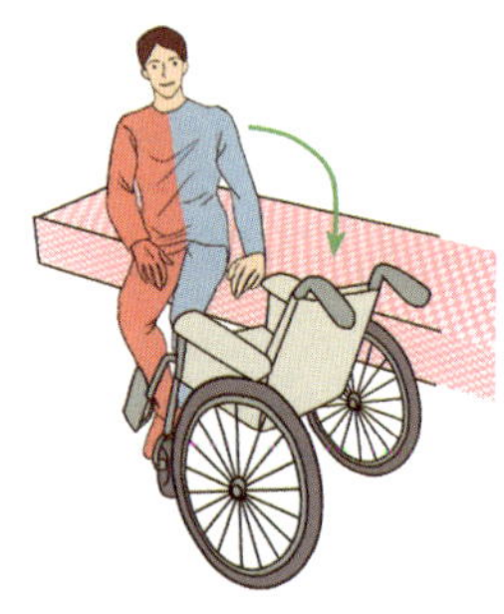

12. 偏瘫患者的轮椅应放在身体哪一侧？

偏瘫患者在轮椅至床的相互转移时，轮椅均应放在健侧，以利于患者转移及安全。

13. 存在感觉障碍的患者要注意什么？

如果患者存在感觉障碍，请不要使用热水袋，防止烫伤。如需使用冰袋物理降温，请在医护人员指导下使用，防止冻伤。

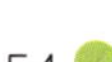

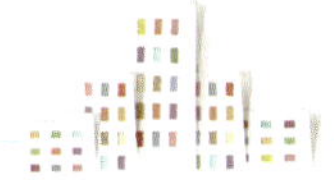

14. 偏瘫患者床上变换体位的目的是什么?

是为了对抗痉挛的姿势出现，预防或减轻痉挛加重；预防肺部感染和泌尿系感染，预防压疮的发生、关节挛缩、变形等。

15. 偏瘫患者床上体位的注意事项有哪些?

床应放平，床头不得抬高，应避免半卧位，否则容易出现下肢痉挛。手中不放置任何物品，正确的体位是患者的手张开，不能让手处于抗重力的体位。足底不要放置任何物品。

16. 偏瘫患者如何独立地向健侧翻身?

患者仰卧位，双手交叉握住放在胸前，患手拇指在上，将健侧脚穿过患侧小腿后方。患者上肢向上伸展，左右摆动，逐步增大幅度，当摆至健侧时，顺势由健侧带动患侧，完成向健侧翻身动作。

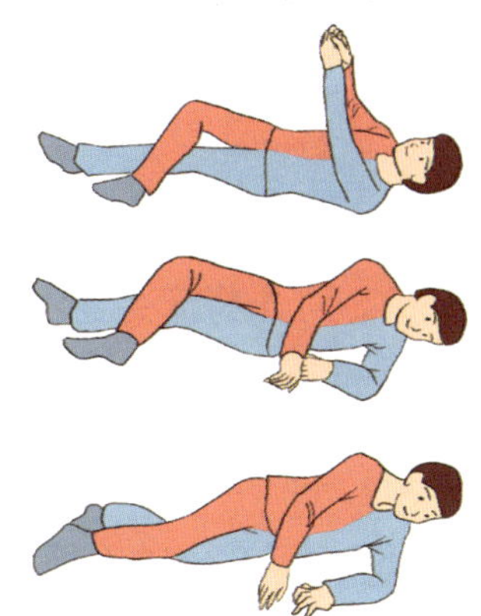

17. 偏瘫患者如何独立地向患侧翻身？

仰卧位，让患者双手交叉握住，由健侧上肢带动患侧上肢伸直，双侧下肢屈曲，健侧脚蹬床，双上肢摆动。当摆向患侧时，使身体向患侧旋转，健侧上肢向患侧前伸，带动肩部旋转，使身体成侧卧位。

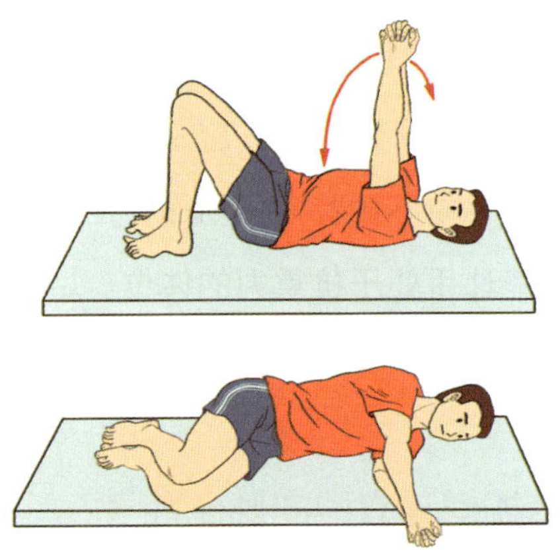

18. 患者被动坐起的训练需要进行哪些准备活动？

部分患者由于卧床时间较长或体质差，在开始坐起训练前，可先将床头逐步抬高适应，以免发生体位性低血压而引起头晕。可先将床头摇起 15° 至 30° ，休息 3 ~ 5 分钟，逐渐加大角度，每次增加 10° 至 15° ，增加坐位时间 5 ~ 10 分钟，经过 2 ~ 3 天的练习，在床上坐直达到 90° 。当患者可坐直 90° 并能保持 30 分钟后，即可开

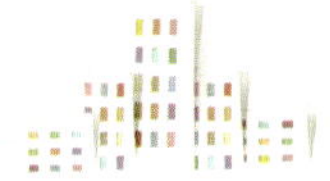

始练习独立坐位。

19. 床至轮椅辅助转移的要领是什么？

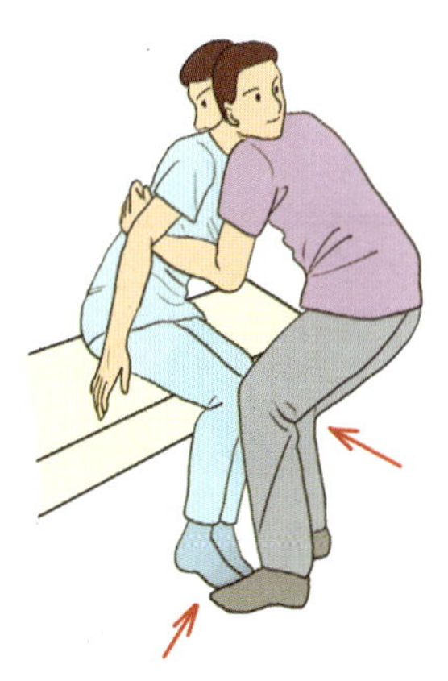

将轮椅放在患者的健侧床边，与床头呈30°至45°左右的角度，刹闸，轮椅双脚踏板旋开，患者坐于床边，双脚放在地面上，辅助者面对患者，用下肢固定患侧下肢，患者的健侧手绕在辅助者颈部或搭在肩上，辅助者把住患者腰背部或腰带，使患者身体向前，将重心移至脚上，臀部离开床面，然后以健侧下肢为轴，旋转身体，将臀部对准椅面坐下，整理好坐姿。

20. 床至轮椅独立转移的要领是什么？

将轮椅放在患者的健侧床边，与床头呈30°至45°左右的角度，刹闸，旋开双足踏板，患者先用健手扶住轮椅近侧扶手站起，再用健手扶住轮椅远处的扶手，并以健侧下肢为轴转动躯体，半转身，坐在轮椅座位上。

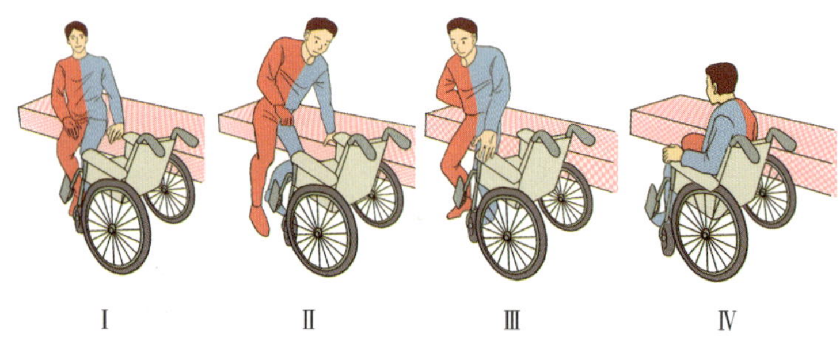

床至轮椅独立转移

21. 轮椅至床辅助转移的要领是什么？

患者从健侧接近床边，轮椅与床尾呈 30° 至 45° 左右的角度，刹闸。患者身体向前移动，移开踏板，辅助者将一只脚放入患者双脚之间，并让其健手扶住辅助者肩部，用手扶住患者腰背部或抓住腰带，让患者站起。以健侧下肢为轴，半转动身体，坐到床沿上，辅助者再用单手插入患者膝下，用另一只手托住患者颈部，让患者躺下。

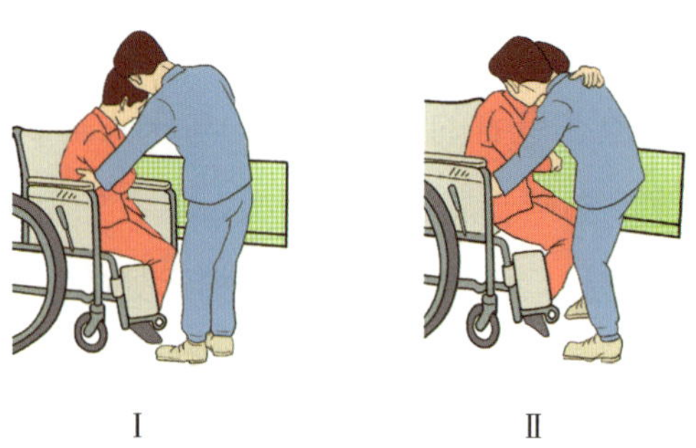

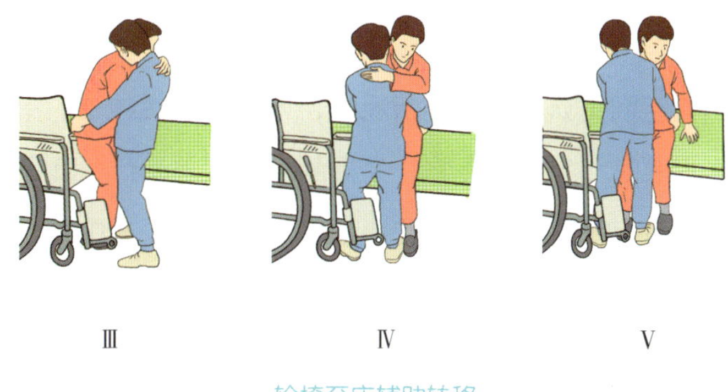

轮椅至床辅助转移

22. 轮椅至床独立转移的要领是什么？

患者从健侧接近床边，轮椅与床尾呈 30° 至 45° 左右的角度，刹闸。患者身体向前移动，移开踏板，用健手扶住轮椅扶手，用健侧下肢支撑站起，头向前方伸出。再以健侧下肢为轴转移躯体，健手扶床沿维持平衡，缓慢坐下。用健侧脚勾起患侧脚，抬到床上，顺势改变支撑手而躺下。

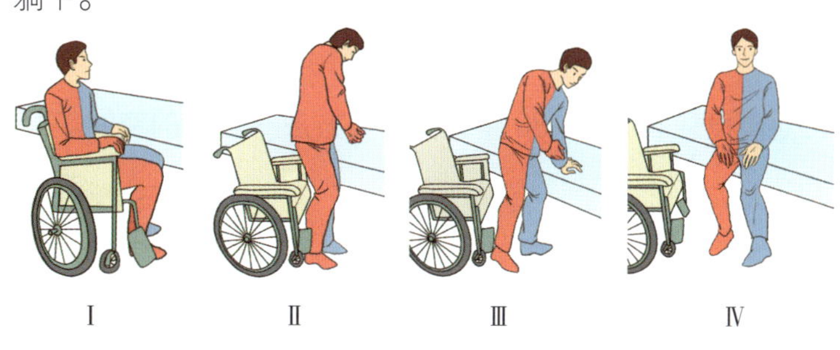

轮椅至床独立转移

23. 视空间失认、全盲的情况下，吃饭要注意什么？

视空间失认、全盲的情况下，照料者要按钟表的指针位置（顺时针）摆放食物，并提醒患者摆放了什么食品。偏盲患者用餐时，照料者应协助将饭碗放于餐桌中央，并反复多次提醒患者注意患侧那一边的饭菜，让患者尽量多吃患侧那边的饭菜。

24. 轮椅上进食要注意什么？

在轮椅上进食，首先协助患者坐好，轮椅刹闸，患手放于餐桌上，掌心向下，患手下可放一块毛巾，以增加摩擦力。

25. 偏瘫患者洗脸的方法是什么？

用脸盆或洗手池盛水，支持患者用健手持毛巾洗脸，然后利用水龙头拧干毛巾擦脸；使用轮椅的患者所用的洗脸池高度应在 70 ~ 80 厘米，其下方应有足够的空间。

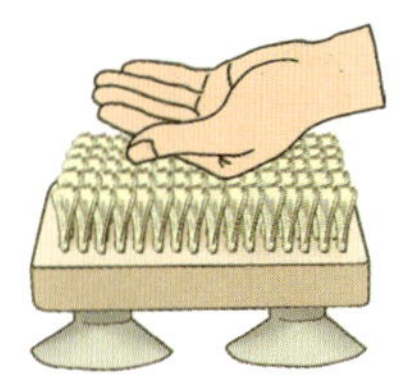

26. 偏瘫患者洗手的方法是什么？

洗健手时，可将改造后的细毛刷（毛

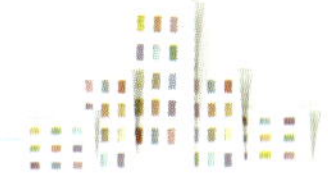

刷背面加两个吸盘）吸在洗手池壁上，健手在毛刷上来回刷洗；擦健手时，可利用患侧上肢弯曲的前臂和腹部夹住干毛巾，再用健手在毛巾上来回擦拭。

27. 偏瘫患者刷牙的方法是什么？

如果患手有少许功能，可利用患手持牙刷，健手挤牙膏，然后用健手刷牙；如果患手功能完全丧失，可用健手单独完成。可对牙刷手柄予以改造，或使用电动牙刷。

28. 偏瘫患者洗淋浴的方法是什么？

选择淋浴的患者，可坐在轮椅上，刹闸，直接坐在轮椅上淋浴。

29. 偏瘫患者洗盆浴的方法是什么？

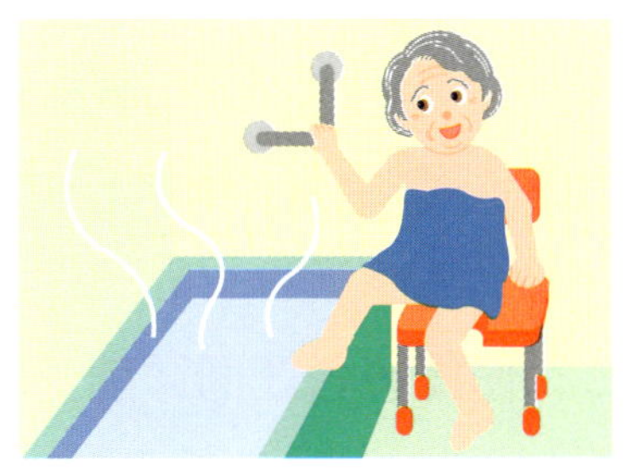

选择盆浴的患者，出入浴缸时困难较大，需要有人保护，而且应预先在墙壁上安装固定的扶手，便于患者使用。洗盆浴时，

患者在浴缸外面的椅子上坐好后，先将患腿置入缸内，再把健腿放入缸内。或者先将臀部移向浴缸内的横板上，再将健腿放入缸内，然后再将患腿置入缸内。

30. 偏瘫患者洗澡水温的调节需要注意什么?

偏瘫患者对于水温的感觉差，洗澡水一定要由他人试过温度之后才可以使用，水温应在 38° ~ 42° 之间。

31. 偏瘫患者洗澡的注意事项有哪些?

禁止穿拖鞋洗澡，穿带扣襻的凉鞋，防止摔倒。

32. 偏瘫患者洗澡的顺序是什么?

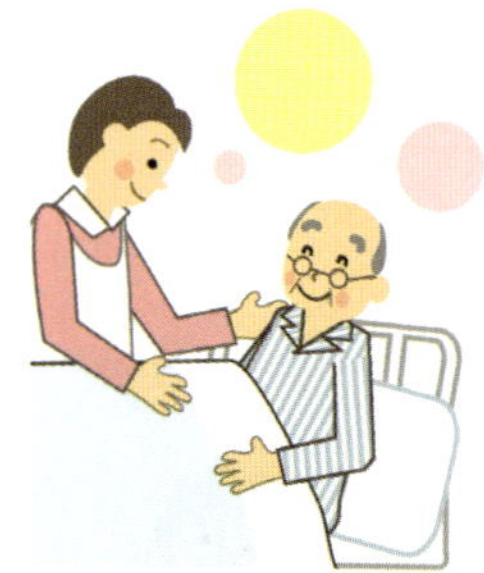

先洗头，然后按照从上身到下身、从前身到后身的顺序，用长柄海绵刷清洗后背及瘫痪侧。或者在毛巾的一侧固定一个用布带子制成的环，洗澡时将环套在患手腕部，患手置于后腰部，这样，只需要健手上下用力，就可以轻松地清洗后背。

33. 偏瘫患者如何穿前开口的衬衣?

患者坐好，用健手将衣袖穿进患侧上肢，拉至肘以上。

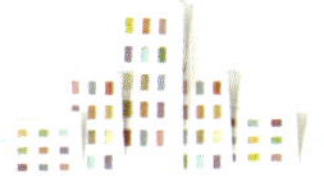

然后健手转到身后，将另一侧衣袖拉到健侧斜上方，穿进健侧上肢，整理衣服，系好扣子。

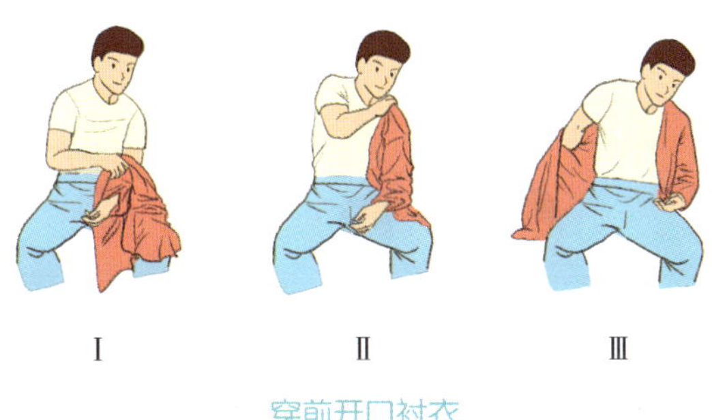

Ⅰ　　Ⅱ　　Ⅲ

穿前开口衬衣

脱上衣时，患者坐好，利用健手先将患肢袖子从肩部褪到肘部，然后将健肢从健侧袖中退出，最后利用健手将患肢从袖子里完全退出。

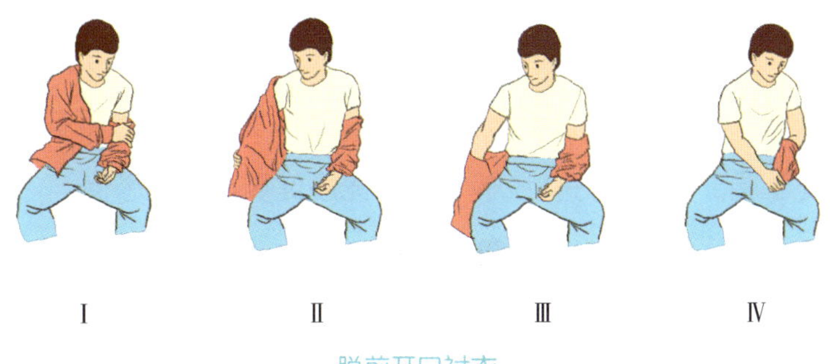

Ⅰ　　Ⅱ　　Ⅲ　　Ⅳ

脱前开口衬衣

34. 偏瘫患者如何穿脱套头衫？

患者在双膝上整理好衣服，使领子在远端。先把患侧手臂伸进衣袖里，然后健侧手臂穿入另一个袖子。接着用健侧手臂将袖子拉到肩膀处，将头套入领口后钻出。脱套头衫时，利用健手将套头衫后衣领充分上拉，将头部从领口退出，再利用健手将双上肢从袖子退出。

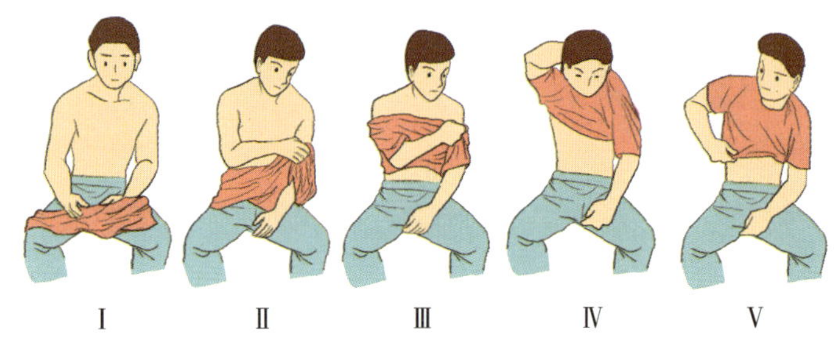

穿套头衫

35. 偏瘫患者如何穿脱裤子？

将患腿屈膝、屈髋，放在健腿上，套上裤腿拉至膝盖以上。放下患腿，再穿健侧裤腿。然后缓慢站起，把裤子提至腰部，整理好。脱裤子时，先脱健侧，后脱患侧。

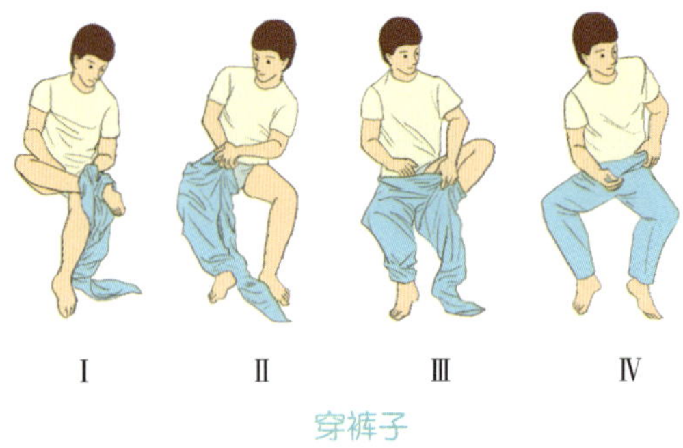

穿裤子

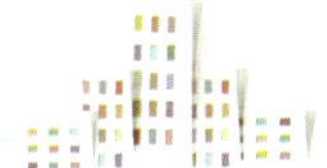

36. 偏瘫患者如何穿脱鞋袜?

穿袜子时，患者坐好，将患足放在矮凳上，用健手将袜子套在患侧脚上，用健手上提，穿好袜子，再穿健侧袜子。用健手穿鞋。脱鞋袜时，患者坐在床上或椅子上，将双下肢屈曲，用健手脱去鞋袜。

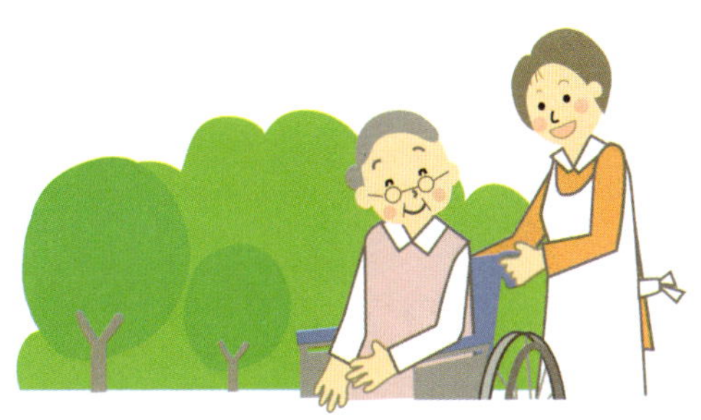

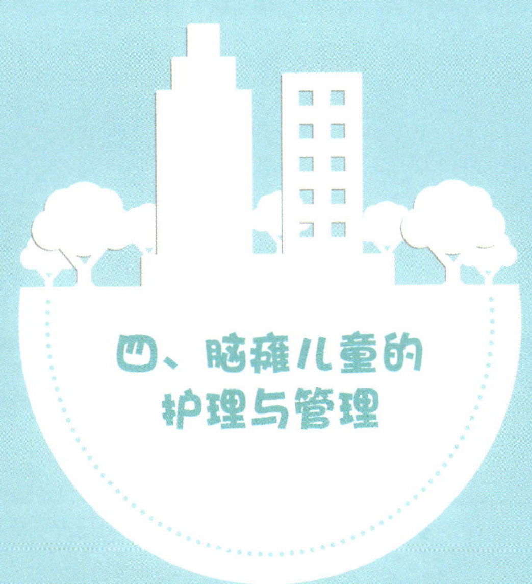

四、脑瘫儿童的护理与管理

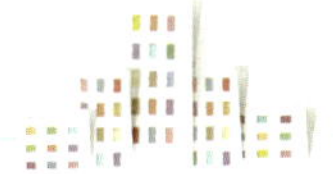

1. 什么是脑瘫？脑瘫儿童常有的表现是什么？

脑瘫即脑性瘫痪，是一组持续存在的中枢性运动和姿势发育障碍、活动受限症候群，这种症候群是发育中的胎儿或婴幼儿脑部非进行性损伤所致。

脑瘫的功能障碍常伴有感觉、知觉、认知、交流和行为障碍以及癫痫和继发性肌肉、骨骼发育问题。

2. 脑瘫儿童家长应掌握哪些家庭护理内容？

（1）定期监测婴幼儿的身高、体重、头围的增长速度，以及智力、语言、行走等能力的发育情况，以便早期发现患儿发育中的异常表现，及时给予干预和纠正。如观察患儿有无体态、姿势异常，有无不自主苦笑、流口水、吸吮吞咽障碍，以及视、听、触觉及言语能力等方面有无异常表现。

（2）早期诊断，针对患儿脑瘫的程度制订相应的训练和护理计划，以便提高患儿的运动能力和日常生活能力，包括：基本日常生活能力的训练和护理，正确姿势的矫正训练。

（3）了解和掌握患儿正确的卧姿、抱姿，防止意外。

3. 脑瘫患儿的环境安全包括哪些因素?

脑瘫患儿的运动功能及平衡反应能力差，容易摔倒致伤，再加上智力低下，为其创造一个安全的生活环境很重要：

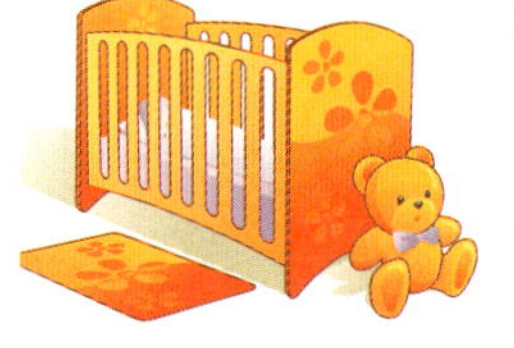

（1）避免居家家具的锐角伤害，可将锐角处适当添加保护性圆角。

（2）小床要有高护栏，约80厘米，间隙要小于5厘米；大床要加床挡，防止患儿坠床摔伤。

（3）轮椅大小与年龄匹配，患儿坐在轮椅上时，必须加安全约束带。经常检查轮椅的性能，使其处于良好的使用状态。

（4）地面铺木地板或使用地毯，训练场所最好安装有扶手。

4. 什么体位有利于脑瘫患儿的康复?

侧卧位可以控制患儿的异常姿势，适合各种类型的脑瘫患儿。家长可在患儿床两边悬挂一些带声响或色彩鲜艳的玩具，吸引患儿伸手抓玩，让患儿保持侧卧位，同时，玩具声音和颜色的刺激也有利于患儿康复。

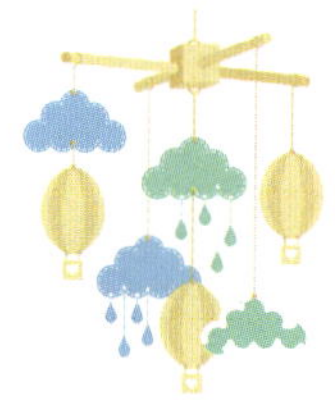

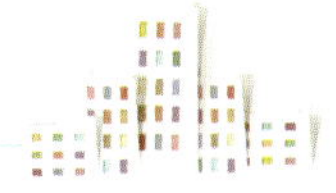

5. 脑瘫患儿中枢性运动障碍的表现是什么？

脑瘫患儿中枢性运动障碍表现为运动落后，如患儿抬头、翻身、坐、爬、跪、站、走等躯干和四肢运动发育较正常儿童落后或停滞。主动运动困难，分离运动不充分，动作僵硬、不协调、不对称，出现各种异常的运动模式，出现联合反应和不随意动，以及共济失调、运动缓慢等。

6. 脑瘫患儿姿势异常的原因和表现是什么？

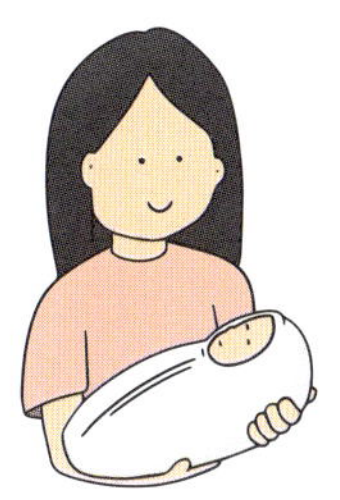

由于脑瘫患儿存在异常肌张力，使原始反射持续存在，病理反射的出现以及复杂的运动反应的缺如等原因，使患儿不能完成正常活动。例如，患儿头和四肢不能保持在中位上，四肢痉挛、呈现角弓反张，以及不能保持姿势的平衡等。

7. 抱起脑瘫患儿的正确方法和注意事项有哪些？

家长每次抱患儿的时间不宜过长，以便患儿有更多时间进行康复训练。抱起患儿时，先将患儿翻身侧卧、屈腿。家长一只手臂挽住患儿躯干并抓紧患儿的前臂，一只手臂抱紧患儿臀部。放下时按照同样的顺序。抱着患儿时，注意患儿的头、躯干尽量处于或接近正常的位置，双侧手臂不要过度受压。

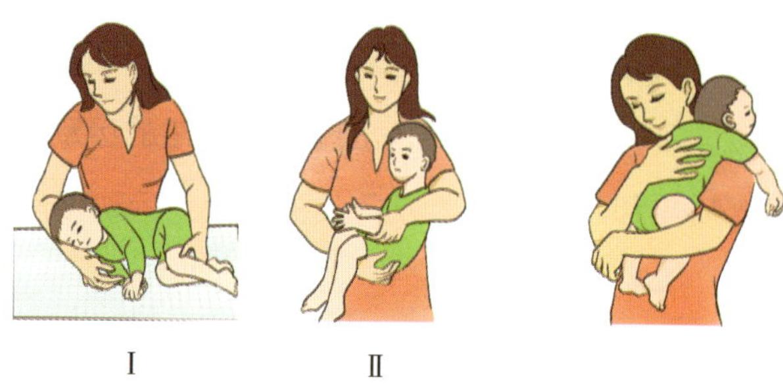

正确抱起患儿的步骤　　背抱患儿的姿势

对于头部控制能力差而双手能抓握的患儿，可令其双手抓住抱者的衣服，或将双手搭在抱者的肩上，或围住颈部。

8. 脑瘫患儿家长在安全看护患儿同时还要注意哪些?

家长在做好患儿安全看护的同时，要注意纠正异常姿势，抑制异常肌肉痉挛的出现。通过游戏帮助患儿学会转移和平衡控制，并进行力所能及的日常生活自理能力训练，因为脑瘫的康复是一个长期的过程。在日常生活中要多鼓

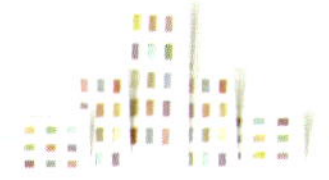

励患儿，帮助患儿克服各种心理障碍，以最大限度地减少残障，提高独立生活的能力。

9. 脑瘫患儿家长应学习和掌握哪些康复训练的基本知识？

脑瘫儿童的康复训练是一个漫长的过程，家长必须要和医护人员密切配合。患儿康复训练的效果很大程度上取决于家长的努力、坚持与耐心。同时，家长也要学习一些基本的康复知识。

（1）小儿的运动发育随着年龄增长而逐渐成熟，家长要了解小儿的生长发育过程。仔细观察孩子发育过程中的异常表现，及时到有关医院就诊，尽早采取综合康复措施。对孩子的运动异常越早发现，越早加以纠正，就越容易取得满意的康复效果。

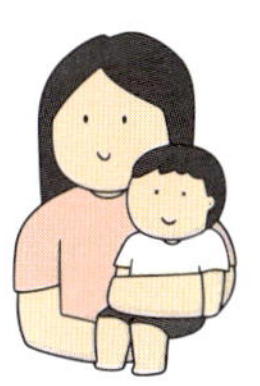

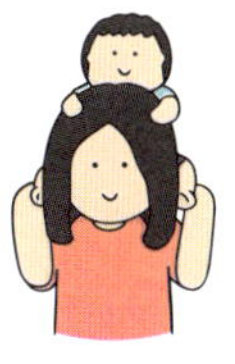

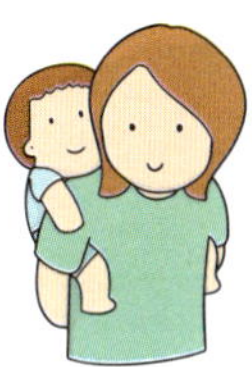

（2）要根据小儿发育障碍的具体情况，制定切实可行的康复措施，在促进患儿正常运动发育的同时，抑制患儿的异常运动和姿势。

（3）训练中避免用力过猛、谨防跌倒摔伤，保持正确姿势，有助于协调全身肌力、促进正常运动发育。

（4）训练要循序渐进，不可操之过急。帮助患儿掌握调节和平衡的能力是正常运动的基础。家长应了解孩子的实际发育年龄，并根据正常儿童发育的规律，一步一步地进行训练。

（5）同时进行多方面的训练，将训练融入日常生活之中。训练与游戏相结合，提高和调动患儿的兴趣，使其自觉自愿地去参与训练。

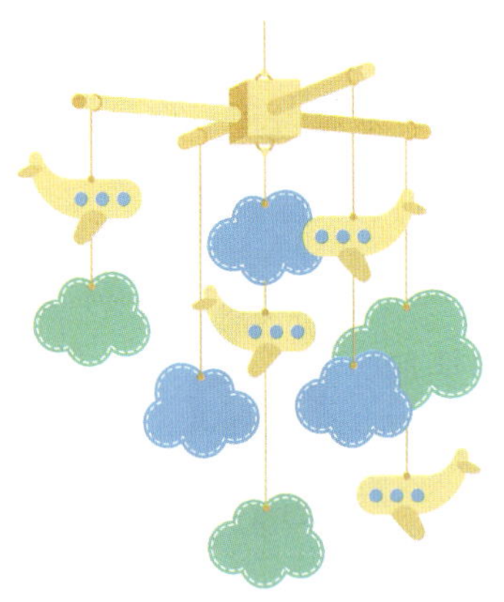

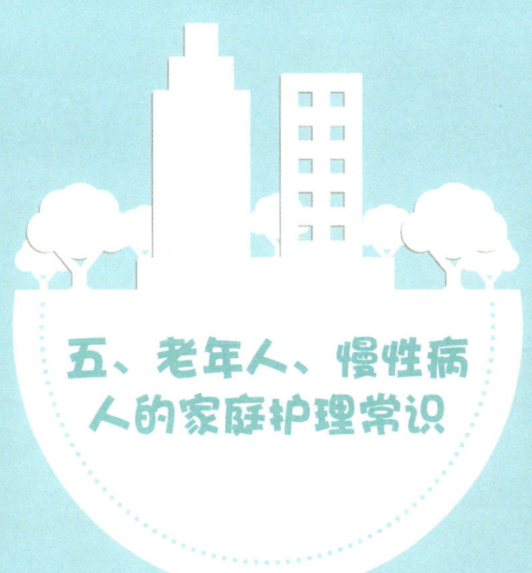

五、老年人、慢性病人的家庭护理常识

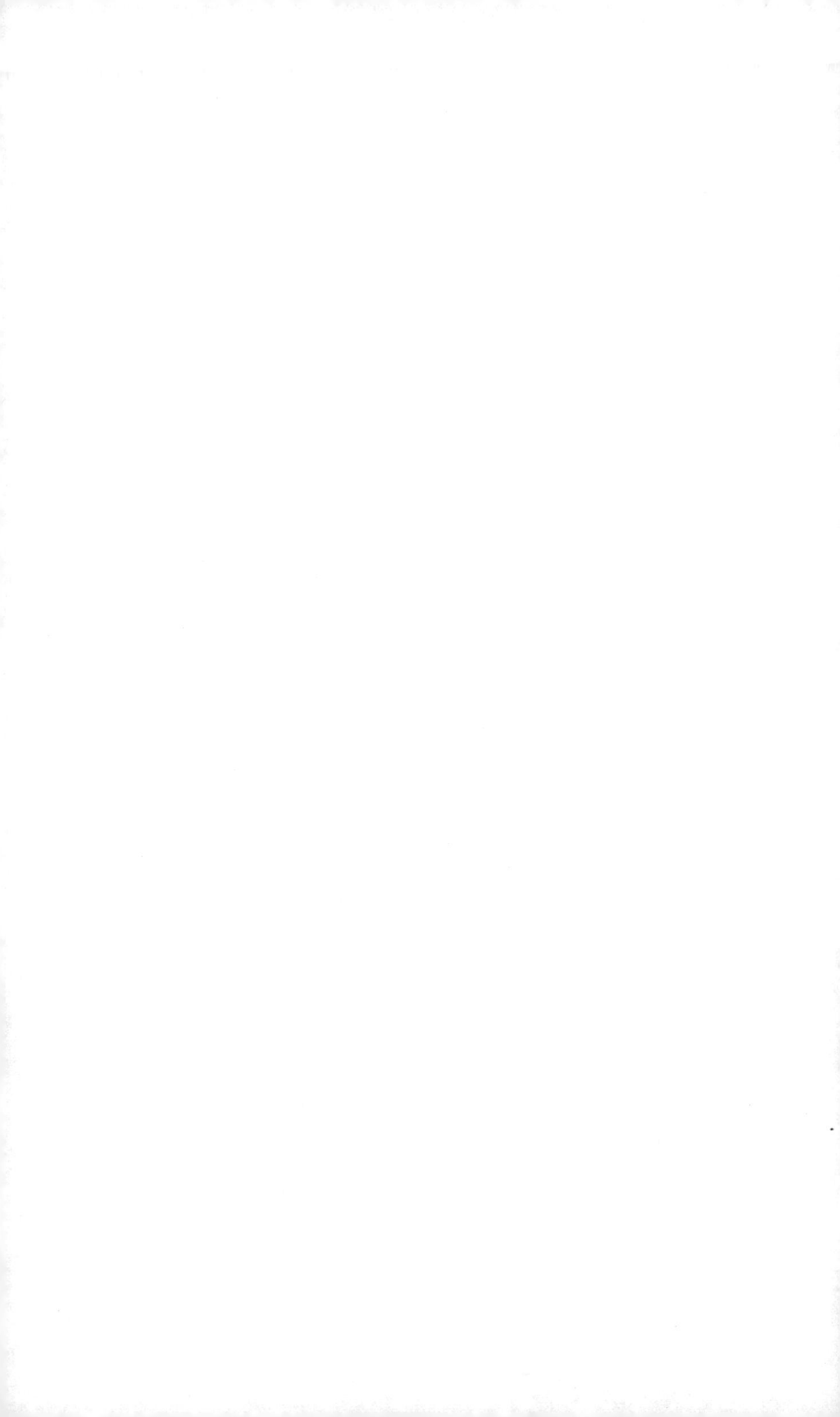

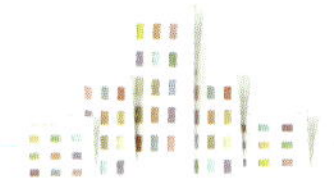

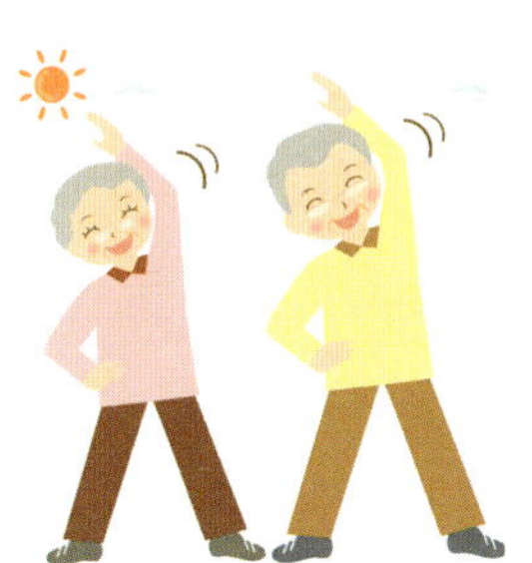

随着年龄的增长，人体组织器官的生理功能会逐渐出现退行性改变，抵抗疾病的能力日趋下降，患病的机会增加，而病后的全面康复越来越困难。老年人及其家人了解常见老年病的预防和护理常识，延缓老年病的发展，有利于老年人的生活安全和生活质量的提高。

1. 老年人如何做到按时服药？

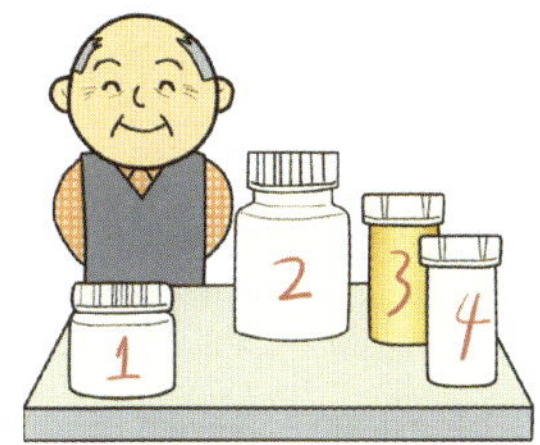

老年人记忆力不好，经常会忘记服药，或记不清服药的次数，因此，最简单的方法就是准备一套药盒，每天晨起第一件事情就是将一天的口服药按照服药先后顺序摆好，放在明显之处，白天按序服药，避免漏服或多服。

2. 高血压的老年人如何自己监测血压？

高血压的老年人应养成监测血压的习惯，血压计常放于床边。每天清晨醒来，不要立即起床，而是在床上躺几分钟再起床，这时就可以测量血压。了解血压情况，更有助于安排一天的作息活动。

测血压的原则是做到四固定，即固定的血压计、固定的测量时间、固定的测量体位、固定的测量部位。

3. 如何选用适宜的家庭血压计？

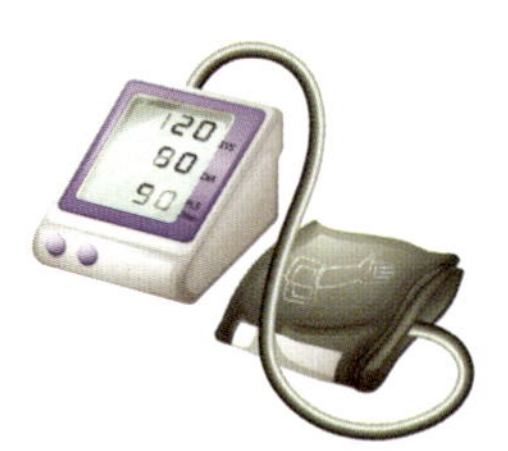

医护人员常用的水银柱血压计测量准确，但需要同时使用听诊器，不方便老年人操作。电子血压计很适合家庭自测血压，其中，上臂袖带式血压计测压数据相对可靠，腕式、指套式血压计测压数据可靠性与前者相比较低。

4. 自己测量血压时有哪些注意事项？

（1）测量血压前，要安静休息 15 分钟。运动后，精神激动时，吸烟、受冷时测出的血压会偏高。

（2）测血压的部位，即上臂绑袖带处，要与心脏在同一水平。袖带绑扎松紧度以能放进 2 根手指为宜。

（3）正常人的血压在昼夜 24 小时内是有节奏波动的：上午 9 点到 11 点左右血压略高一些，下午 5 点至深夜 2 点左右血压又有一个略高的波动。如果每次测得血压数值相差 5 至 20 毫米汞柱时，不必太在意和不安，高血压患

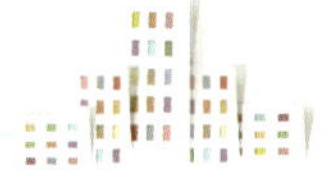

者特别是老年人，这种血压波动的概率可能更大些。

5. 血压值达到多少，可以诊断为高血压？

成年人在安静状态下收缩压（高压）一般波动在 100 ~ 120 毫米汞柱左右，舒张压（低压）波动在 60 ~ 80 毫米汞柱左右。当收缩压大于等于 140 毫米汞柱或舒张压大于等于 90 毫米汞柱，就可以诊断为高血压。

6. 高血压患者在生活饮食上应注意哪些？

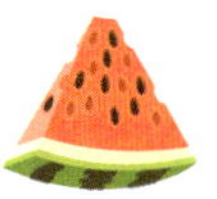

高血压患者清晨睡醒不要立即起床，要翻个身稍躺片刻再起床。注意生活起居规律，遇到事情不要情绪激动，适度运动控制体重，但不要过度疲劳。饮食宜清淡、低脂、少盐，少量多餐，切记不宜饱餐。每餐营养均衡，少吃刺激性大的食物如辣椒、浓茶、咖啡等，可吃些香蕉、苹果、西瓜、山楂等含钾量较高的水果，适当补钾。交替使用花生油、豆油、菜籽油等植物油烧菜，不吃或少吃动物脂肪。戒烟，养成每日定时排便的习惯，保持大便通畅很重要。

7. 当家人突发高血压急症应该怎么办？

高血压患者在自行停药或遇到劳累、情绪刺激等情况时，可能诱发高血压急症，导致血压急剧升高，这时要嘱咐患者保持安静，稳定情绪，平躺，备有氧气时可以吸氧，舌下含服10毫克硝苯吡啶，同时联系120或999急救，送到就近医院治疗。在去往医院途中，保持患者头部略高于身体，避免颠簸震动。

8. 什么是血糖？什么是糖尿病？

血糖就是血液中所含的葡萄糖，正常情况下，静脉血中血糖值是3.6～6.1毫摩尔/升。血糖来源于食物的消化吸收，血糖的去路是供给机体作为能量和储存在肝脏，血糖超过一定水平时，就会从尿中排出。

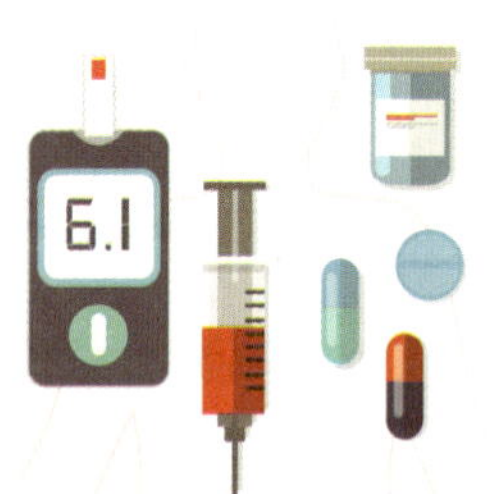

糖尿病是一组以慢性高血糖为特征的代谢紊乱性疾病。久病会引起脑、心脏、肾脏、眼等器官的并发症，病情严重时会出现酮症酸中毒、高渗性昏迷。

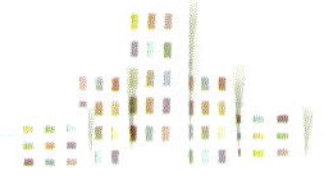

9. 糖尿病有哪些类型?

根据病因和临床表现的不同，可将糖尿病分为四种类型:

（1）Ⅰ型糖尿病，多发生在儿童阶段。

（2）Ⅱ型糖尿病，多发生在成人阶段。

（3）其他特殊类型的糖尿病。

（4）妊娠期糖尿病。

10. 老年糖尿病有哪些特点?

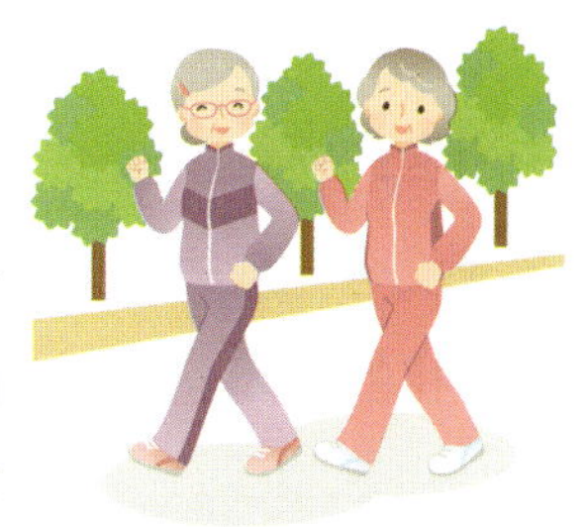

老年糖尿病患病率高，病情多为Ⅱ型糖尿病，老年糖尿病患者由于年龄大、全身脏器功能都有所下降，所以容易出现一些特有的急性或慢性并发症，如心脑血管并发症。

11. 什么是糖尿病的典型症状?

糖尿病患者典型的临床表现是“三多一少”症状。即吃得多、喝得多、尿得多及乏力消瘦。

12. 糖尿病的治疗原则是什么？

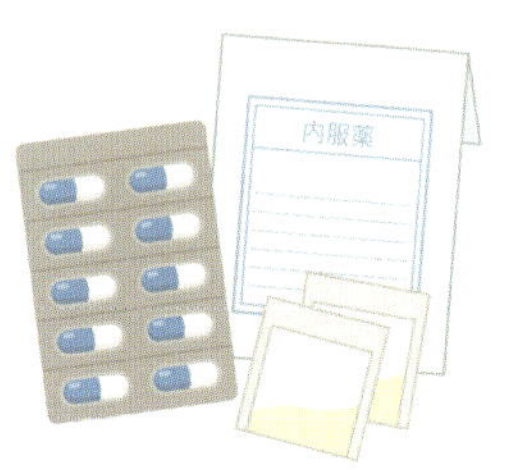

糖尿病患者控制血糖是一个长期的目标，要实施饮食疗法、运动疗法与药物疗法相结合的治疗原则。

13. 老年人为什么常发生便秘？

因为老年人活动量减少，肠蠕动减慢，肠道的肌肉张力下降，导致排便的动力不足。一些老人进食量少，食物中所含的纤维素较少，在肠道内形成的残渣量少。还有些老人没有养成每天定时排便的习惯，这也是导致老年人出现便秘的原因。

14. 老年人便秘有哪些危险？如何预防便秘？

老年人常伴有高血压、冠心病、动脉硬化等心脑血管疾病，由于便秘导致过度用力排便，使血压急剧升高，造成脑血管意外。

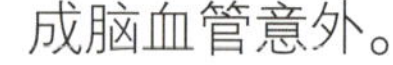

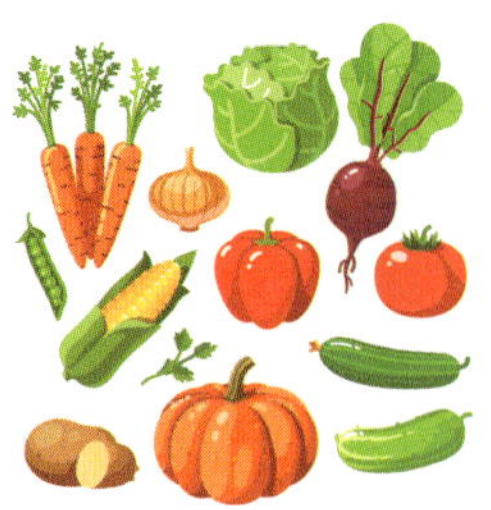

老年人饮食要规律，不要偏食，每餐要有一定量的水果蔬菜，每天适量进食薯类、玉米等粗粮，刺激胃肠蠕动。每天坚持锻炼身

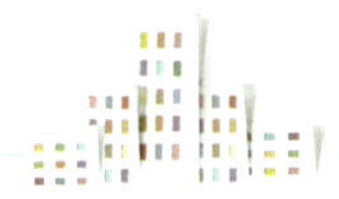

体，养成定时排便的习惯。便秘的老年人排便前可温水坐浴 20 分钟，促进排便。每天顺时针按摩腹部 2 次，每次 20 ～ 30 分钟，促进肠蠕动。严重便秘时可服用通便灵、麻仁润肠等药物，或者排便前使用一支开塞露从肛门塞入，软化便块，促进便块排出。

15. 长期卧床的老年患者会出现哪些问题？如何预防？

老年人一旦卧床不起，就容易出现许多并发症，如关节挛缩、肌肉萎缩、骨质疏松，容易形成下肢静脉血栓；皮肤破损形成压疮；呼吸道分泌物难以排出，易患坠积性肺炎；此外还容易发生便秘、尿道感染等问题。

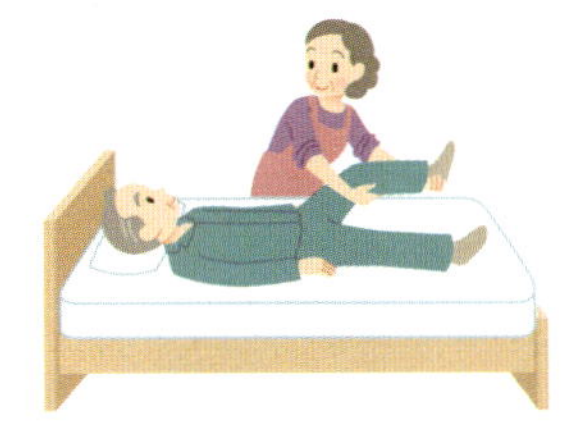

家属应指导或协助长期卧床的老年人，每天做一遍主动或被动的四肢关节活动，每个关节运动 30 次，耐心地告诉老人：凡是自己能活动的肢体一定要自己主动活动，预防肌肉和关节的相关并发症；每天要依靠着被子或翻身垫子

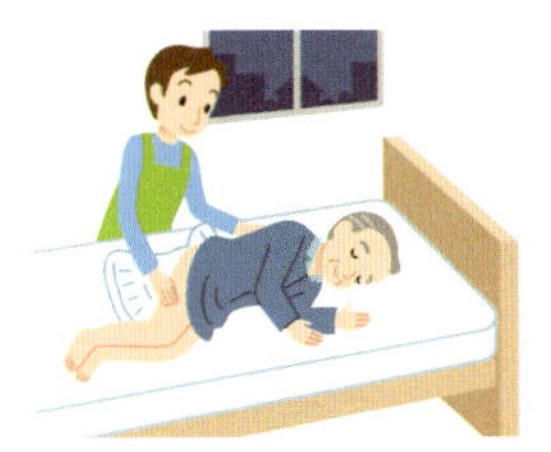

坐起 2 次，每次坐 30 ~ 60 分钟，同时做一组深呼吸，预防肺炎、肺不张；躺着时要注意翻身，预防压疮；长期卧床容易便秘，使用开塞露协助排便时，要在右侧卧位下将开塞露挤入直肠，保持片刻，再翻身为左侧卧位下协助老人排便。

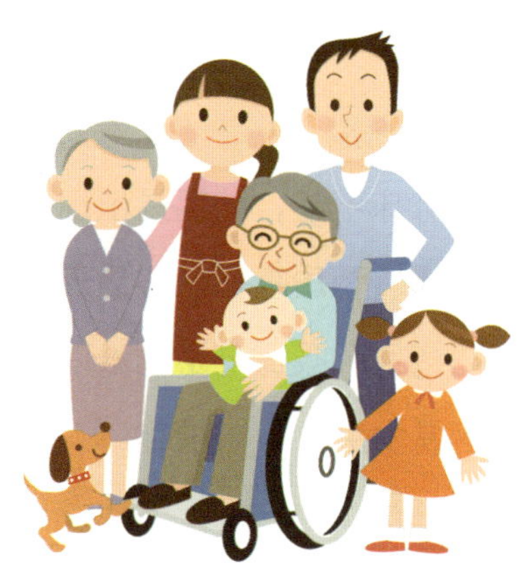

图书在版编目（CIP）数据

家庭康复护理常识 / 郑红云等编著 . -- 北京 : 华夏出版社 ,2017.1

（社区康复知识读本系列丛书）

ISBN 978-7-5080-8977-5

Ⅰ . ①家… Ⅱ . ①郑… Ⅲ . ①康复医学 – 护理学 – 基本知识 Ⅳ . ① R47

中国版本图书馆 CIP 数据核字 (2016) 第 233597 号

家庭康复护理常识

编　　著　郑红云　杨淞然　孙　薇
责任编辑　黄　欣　张　平
装帧设计　殷丽云　汪佳卉

出版发行　华夏出版社
经　　销　新华书店
印　　刷　北京金吉士印刷有限责任公司
装　　订　北京金吉士印刷有限责任公司
版　　次　2017 年 1 月北京第 1 版
　　　　　　2017 年 1 月北京第 1 次印刷
开　　本　880×1230　1/32 开
印　　张　3.25
字　　数　52 千字
定　　价　17.00 元

华夏出版社　　地址：北京市东直门外香河园北里 4 号（100028）
　　　　　　　网址：www.hxph.com.cn　电话：（010）64618981
若发现本版图书有印装质量问题，请与我社营销中心联系调换。